愛群醫療 兒童成長診所 院長
醫師◎著

贏在發育期

數值＋時程＋飲食＋運動

讓你的寶貝體態適中，長到遺傳的最高值，
讓楊晨醫師為孩子的成長加把勁

本書是楊晨醫師多年來研究的精華彙集，其內容普遍適用於一般幼兒與青少年；但由於個人體質多少有些互異，若在參閱、採用本書的建議後仍未能獲得改善或有所疑慮，建議家長還是去醫院做詳細的診斷，才能為寶貝的健康做好最佳的把關。

Contents

Part 5

好好運動，快快長高

Part 6

吃得好，才能長得好

Part 7

適時關機好好睡，身體機能好發揮

Part 8

姿勢對了，成長方向就對了！

推薦序 1

讓父母不再為了寶貝的成長焦慮

說到兒童成長門診，相信許多人一定都聽過楊晨醫師。要掛到楊醫師的門診，往往是一號難求，她的熱情與專業，在業界與病患間口碑相傳。專攻兒童生長發育、小兒遺傳罕見疾病醫學、小兒新陳代謝內分泌醫學等多個領域的她，總能給予最專業又易懂的建議，精確評估孩子的狀況，從身高、體重到整個成長脈絡嚴謹審視。

當初受到推薦邀請，在瞭解書籍內容後，覺得與我關注的健康成長議題十分吻合，便義不容辭寫下推薦序。在如今少子化的時代，寶貝的養育大不相同。環境不同了、科技進步了、誘惑變多了，不可能像以前一樣「隨意養，適性長」，關注的細節要更多、花的心力也要更多。因此成為新手父母時，要做足功課，為寶貝的成長奠定好基礎。

身為擁有數萬名同仁的大家長，照護著數萬個家庭，員工福利一直是我很重視的一塊，在生育補助、孕期營養金、子女獎學金等做了許多努力。期望讓孩子成為社會未來的動力，而那就要從「成長」開始。楊醫師的出書理念我十分欣賞：「讓這本書，使家長不再為孩子的成長焦慮」。

在寶貝的成長路上，相信每個新手父母都需要有專業的楊醫師一同陪伴，給予最即時的建議，不錯過黃金發育期。讓楊醫師為孩子的成長守門，幫助寶貝體重適中，長到遺傳的最大值。

本書將看似複雜的兒童成長照護分成八個章節，從認識寶貝的狀態開始，教爸爸媽媽懂得「看曲線」、「算數值」；再經由「為什麼長不好？」、「認識性早熟」等，理解原因；最後著重「時程」、「運動」、「飲食」、「睡眠」、「姿勢」，實際教你該怎麼執行，基礎十分深厚又非常實用。

全聯將在營養路上持續陪伴每個家庭，而楊醫師則會在寶貝的成長時光做最堅強的後盾。誠摯推薦楊醫師的這本大作，讓每個新手或新生兒父母不再為了寶貝的成長焦慮，養出「體重適中，長到遺傳最大值」的寶貝。

全聯福利中心董事長

林敏雄

推薦序 2

及早應對發育問題，讓孩子健康成長

隨著國內人口負成長的情況加劇，2021 年台灣全年出生人數為 153,820 人，創下史上新低，在現今生育率低落且普遍晚婚的情況下，每個孩子都是父母掌上珍寶，父母傾盡資源，就是為了能讓孩子在成長的過程中盡可能順遂完美；再隨著台灣社會教育程度普遍提高，現代父母對孩子已非僅是侷限於提供吃飽穿暖的最底層需求；相對於孩子的教育，以及成長環境，甚至期待自己的寶貝都能長成「高、帥、美」！這在在無非都是現代年輕父母們所面臨的課題啊！

在醫學發展更為精緻的趨勢下，兒童成長、遺傳醫學也漸成顯學，現代父母更為重視孩子的生理發育，楊晨醫師多年來專研於兒童生長發育、小兒遺傳及小兒新陳代謝內分泌醫學，帶著孩子前來向楊晨醫師求診之父母多不勝數，足見其執此醫學領域之牛耳，楊晨醫師繼《跟著楊晨醫師這樣做，養出長得高、不過敏的孩子》一書後，又彙整多年研究及臨床經驗誕出新作《贏在發育期》，相信勢必能提供現代父母們關於兒童成長的問題許多解答。

本書分為八個章節，從判讀兒童的「生長曲線」切入，論及兒童成長過程中「長不好」的各種因素，再輔以日常良好的運動、飲食及睡眠等生活習慣，閱讀此書，相信必能提供現代父母更加正確的小兒發育成長概念。孩子的成長只有一次，作為父母，除了提供孩子基本的生活需求，我們更應重視孩子的身心理發育進度，給予充足的陪伴以期及早應對發育期間可能遇到的各種問題，才能讓孩子健康愉快地成長，讓我們的下一代青出於藍、也更健全台灣整體人口結構。

臺北醫學大學附設醫院院長

邱仲峯

推薦序 3

專注小兒遺傳，前瞻兒童成長

八年前，我擔任臺北醫學大學附設醫院院長時，楊醫師是北醫小兒遺傳 / 新陳代謝 / 內分泌科主治醫師，掛號診診爆滿，常常接到掛不到號的客訴。且在每週六下午一兩點，當我下班離開醫院時，不例外地會看到一大群年輕家長與活蹦亂跳小朋友，仍然擠滿在小兒科診間與走廊前，耐心等候楊醫師的上午診。當時，十分欣慰在北醫附醫規模不大兒科中，有這樣優秀醫師專注於兒童成長領域。多年來她幫忙許多海內外年輕父母，解決了各種有關兒童成長的疑難雜症，已經成為北醫的特色招牌。

書中開宗明義就清楚指出小孩子長得好不好，八分靠遺傳，二分靠努力，更重要是一算就知道。因此，代表「兒童生長發育量表」是臨床治療的核心，整體治療方案會依「生長曲線百分位圖」變化，透過許多數據收集，包括：身高、體重、頭生長曲線、骨齡的量測，並要定期且長期記錄，才能成為有意義的個人化資料圖表，方便來瞭解孩子生長狀態與治療成效。個人最佩服就是在醫院資訊系統尚未全面轉型時，楊醫師已經自掏腰包將這些量表數位化，提前要求更完整記錄與更精準分析預測。累積她個人多年的經驗，加上今天更多新藥與有效營養之適時補充。楊醫師絕對能讓臺灣下一代，在對的時間點，給予對的治療，長的更好、更具競爭力。

擔任北醫附設醫院院長期間，已經十分佩服楊醫師的專業與貢獻，更感恩她在職務任滿時，也仍然願意為北醫無私付出；加上與楊醫師另一半劉永恆醫師，也是我當年在林口長庚外傷急重症中心一起打拼的戰友，受到他許多襄助。因此，當接到楊醫師邀約推薦序時，於公於私，我都義不容辭，且深感與有榮焉。

經過不斷地自我要求與淬鍊，在臺灣小兒遺傳之兒童成長領域中，楊晨醫師已經從先行者進而成為領航者。今天，楊醫師仍不忘初心，將多年看診經驗集結成冊，發表這本新書《贏在發育期》，持續普惠國人貢獻專業。相信現在正在閱讀此書，身為新生兒父母的您，一定會有滿滿的收穫！

臺北醫學大學 董事長／講座教授／附設醫院 顧問醫師

陳瑞杰

推薦序 4

在少子化的浪潮中，給寶貝最好的愛

身為三寶媽的我，很能體會孩子成長的焦慮。新生兒期間總想著：「寶貝會不會太瘦？」、「會不會長不高？」、「這樣算太胖嗎？」、「能長到多高呢？」各種擔心不斷襲來，是許多新手父母都會遇到的狀況。這時親戚、朋友等過來人總會熱心地提供建議，一時不知道該聽誰的才好，而此時，最大的定心丸就是醫生。

楊醫師的兒童成長專業與對病患的熱忱，在醫界與媽媽圈都能耳聞。想找她看診的人非常多，常常看診看到夜間，有時候連週末也不休息，只為了能多服務些病患，成為新手父母的最強後盾。

而對偏鄉來說，除了物質資源，最好的就是「知識」。許多地方不像大城市可以隨時就醫，新手父母對兒童成長的認知不足，容易養出又瘦又小的孩子。有了這本書，就能避免上述狀況。該怎麼觀察？怎麼吃？怎麼運動？睡眠要注意些什麼？等等，這些答案通通都在書籍裡。

永齡基金會長期關懷弱勢，針對兒童和青少年的發展與學習提供許多資源，這個初衷與楊醫師的兒童成長專業十分契合。在少子化的浪潮中，孩子的成長尤為重要，楊醫師的新作《贏在發育期》囊括了每個新手父母所需要的成長知識，相信能成為每個家庭在寶貝的成長路上最好的夥伴。

這本書的內容十分豐富，以「改變，先從瞭解開始」的概念為開頭，帶領父母認識寶貝的真正狀態，進而知道如何改善。裡面除了將兒童成長知識劃分成八個章節，先學會看曲線，認識數值代表的結果外，還設有的「醫師小叮嚀」作為補充，讓人彷彿就在診間般，有醫師的貼心提醒。

之後用「人生只有一次，成長更是父母與寶貝的長期作業」作為後半段的核心理念，強調持之以恆地記下各種數值，就能更知道寶貝的成長狀況。文末設有「寶貝的成長紀錄」讓家長有條理地記下寶貝的身高、體重，留意各種不尋常的變化；另外還有「寶貝的運動紀錄」寫下運動項目與時間，激勵寶貝確實執行。

歲月不等人，孩子的成長更不容忽視，期盼這本書能成為每個新手父母溫暖而有力量的堅強後盾！

永齡基金會創辦人夫人

曾馨瑩

推薦序 5

幫助父母建立正確知識，讓寶貝健康長大

「在關心長高時，要把健康放在前面；在從骨齡看長高的發展之外，更要重視的是孩子是否先顧好營養基礎，均衡營養，同時要重視睡眠，規律運動，顧及整體性的健康。」這是第一次見到楊晨醫師談及對孩子們成長應該有的正確認知時，她說的重要關鍵，也是這次楊晨院長新書的精華。

認識楊晨醫師是因為台北醫學大學營養學院謝榮鴻院長介紹，當時「Heho 健康」正計畫與謝教授就目前台灣兒童普遍身高比鄰近國家日本同齡兒童矮，體重更重的問題，思考如何運用傳播力量來協助改善現狀，首要工作之一就是請教專家中的專家——楊晨。

楊晨院長擔任小兒成長科醫師多年，見過無數家長與孩童在成長的路途上苦惱奮鬥，雖然多數去門診的孩子只要透過生活的調整就能自然長高，但也有不少人因為錯誤的認知或是觀念，從而錯失了孩子寶貴的、只有一次的成長機會，這段過程中楊晨認為更需要的其實是「教育」父母，特別是當科技與生活型態的改變，環境荷爾蒙的影響逐漸被討論，小朋友們也出現了不只是因本身基因所造成的性早熟現象，也是造成小朋友發育上的阻礙。

因此「Heho 健康」成立了「Heho 親子」配合楊晨醫師對於生長曲線的計算、營養素的正確補充，推出了「羊醫師與蟹教授」專欄，正如同這本新書《贏在發育期》一樣，我們都希望建立爸爸媽媽們在期待孩子們頭好壯壯，高挑聰明的同時，要有更明確的資訊和完整的紀錄，幫助他們吃好睡好運動好，自然而且自信的快樂長大。

醫鼎科技董事長／Heho 健康創辦人

張鐸

推薦序 6

不要錯過了寶貝的身高及健康

對於有正處於成長期孩童的父母而言，除了心智學習等能力的發展外，如何健康又能高人一等，是許多家長共同關心的話題。我曾協助教育部推動多年的學童健康體位，重點在於防治學齡期孩童的肥胖及過瘦，以避免影響學童的成長發育及成年後慢性疾病的發生。楊晨院長就是我們共同推動健康體位的重要夥伴。在制定策略及推動的過程中，我們就發現大多數的家長重視孩童的身高更甚於是否過胖或過瘦。我們都曾有學齡期的孩童，也瞭解父母對於孩子是否健康的成長非常關心，但在大量的廣告資訊下，父母若非在醫學相關領域中，實在難以判斷如何幫助小孩們健康成長。

楊晨院長以最新的醫學理論基礎結合多年的臨床治療經驗，寫成這本我個人極力推薦予家長們閱讀參考的書。內容從一開始教父母記錄計算生長曲線，掌握孩童長得好不好的數字，再深入淺出的說明影響孩童生長的重要關鍵：遺傳、環境、營養、運動……讓父母學習從內分泌到先天基因等各種影響生長的重要知識，當然更能藉此瞭解成長軌跡的脈絡，教您充分把握孩子的生長發育黃金期。鄭重推薦各位閱讀，不要因為父母的輕忽及不瞭解而錯過了寶貝小孩的身高及未來健康。

臺北醫學大學 營養學院院長／保健營養學系教授

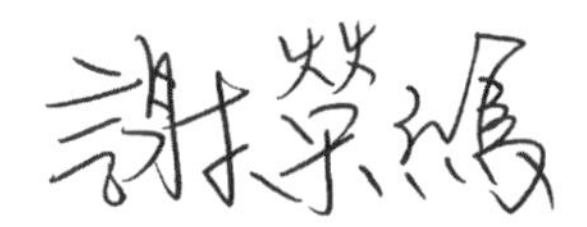

前言

和寶貝的發育期賽跑，幫助每個焦慮的父母

現今社會面臨少子化問題，每個孩子都是家長手中最珍貴的寶貝，從步入婚姻、懷胎十月到孩子呱呱墜地，聽著孩子第一聲響亮的哭聲到牙牙學語，陪伴孩子一天一天長大，所有的父母都由衷地希望自己的孩子能健康快樂的成長，但身處在快節奏的時代，工作、生活壓力巨大，往往也讓很多父母不小心忽略了孩子的成長問題。當發現孩子為什麼都比同年齡的小孩瘦小？明明父母身高都不矮為什麼孩子就是長不高？或是明明小時候比好多同學長得都高，卻在所有人開始發育長身高時被一一超越？當家長們發現這些問題而帶著孩子焦急求醫時，往往都錯過了孩子最佳的黃金發育期。

不理解的一味施壓，只會讓一切越來越糟

在小兒遺傳與成長發育相關醫科執業十多年，接觸許多家長與孩童，對於同樣有孩子的我來說，也深深能體會這樣的焦慮。

在診療的第一現場，我時常能看見因為身高問題而垂頭喪氣的孩子，或是焦急不安的家長，助理也時常與我分享在診間外看見的待診家長與孩子，為了求診，從早上就來到醫院等待看診掛號，孩子在旁寫作業，這樣一待就是一整天，甚至與孩子一同等到晚上。有孩子、父母因為孩童身高追上正常曲線而露出笑容，也遇過焦慮的家長在面對身高停滯不前的沮喪孩子時，關心則亂，忍不住責罵孩子。這些都是發生在門診的真實故事。

通常會帶孩子來找我看診的父母有三種。第一種是孩子「兩頭兩尾」也就是太瘦或太胖，發現不太對勁了，在生長曲線低於 3% 或高於 97% 的兩個極端，代表孩子低於或高於全臺同齡兒童的平均值。第二種是父母擔心孩子異常而來就診。大家在生得越來越少的情況下更在乎孩子的健康，父母們開始涉略許多訊息，知道孩子哪些行為可能是不正常的，例如：超過 1 歲還不會走路、2 歲了還不會說話等等。父母越來越有觀念後，會用生長曲線來觀察孩子的狀況，即使表面看起來沒問題，但只要偏離生長軌道，許多父母就懂得要求診了。最後一種是大家口耳相傳，許多人來看診後，透過 LINE 群組、社團、朋友聊天中發現，原來孩子的過瘦、過胖等問題是可以先評估的，因而來看診。

先有充足的認知，就不必緊張

每個來問診的孩子，我都會透過追蹤孩子長久的生活習慣、飲食習慣到父母遺傳，來找尋真正的問題，只有發現真正影響孩子身高發育的原因，我們才能找到方法去做改善，讓孩子回到自己正確的生長曲線上。

在問診時，我也發現許多家長並不瞭解孩童的生長發育相關知識，或是聽了講解後，似懂非懂卻不敢發問，甚至抱著不完全、錯誤的知識在看待孩子的生長發育，如小孩要胖才有肉可以長高，所以要將孩子養得白白胖胖，或是女孩只要來月經了就長不高了等等。

陪伴你與寶貝一同成長

這場關於成長的戰鬥，家長與孩子同樣辛苦，每每在診間裡看到這些辛苦的孩子、家長也讓我感觸良多，所以希望透過這本書以及臨床上的經驗分享，能帶給大眾正確的兒童成長觀念，透過詳細的介紹人體生理、遺傳、疾病，告訴家長如何及早發現，及早治療。也詳細介紹從嬰幼兒到青春期的生長發育黃金期，讓大家知道該如何把握孩子的成長時機。同時也導正大眾對於生長激素、骨齡與生長板的錯誤觀念，帶領大家認識何謂性早熟。以及後天我們如何透過飲食營養、正確運動和睡眠，來維持我們的成長曲線，更培養出健康的體魄，讓孩子的未來更加光明無憂。

每個人的成長都只有一次，在好好把握的同時，也希望孩子與家長透過參與成長的過程，擁有正確的健康觀念，當正確的知識存在於孩子的腦海中，等到孩子未來成為大人、成家立業，甚至擁有自己的孩子時，能清楚地幫助下一代在成長的路上更加健康順利，免受成長的煩惱與辛苦。

讓正確的觀念能代代相傳下去，才能更加造福我們的社會，也讓我們一代又一代的孩子越來越健康、平安、快樂，打造優生世代與美好未來。

楊晨

PART 1

長得好不好，一算就知道！

你的矮不是矮，他的高不是高，

8 分靠遺傳，2 分靠努力，

身高該多少，看家族就明瞭！

1 什麼才是正常的「高」&「重」？

「什麼是真正的健康？」、「每個家族遺傳不一樣，什麼樣的身高才正常？」、「先長胖，之後再抽高就好了吧？」許多家長抱著滿滿的疑惑來到診間。這些，透過計算都可以一一解答。

因此，我們要學會看「兒童生長發育量表」，這樣就能用科學的角度，更精準、更正確地瞭解孩子的狀況，知道什麼才是正常的「高」與「重」。身高有 75 ～ 80% 是由遺傳決定的。「身高看三代，不看同儕；條件看自己，不看平均」。許多爸爸媽媽都喜歡用比較身高的方式，來判斷孩子的狀況。和班上的同儕比、和鄰居的孩子比，甚至是全臺同年齡孩子的平均值比較，這是不完全正確的，用父母的身高計算，看數值、曲線圖最準確。

體重則不用看爸爸媽媽，也不用計算公式，著重在身高與體重的比例相符，兩者要落在曲線圖的同一個百分比。例如：身高落在 75%，體重就要 75%，代表寶貝的身高體重在全臺 100 個同齡人中排名第 25 名。但即使落在同一個百分比還不能代表孩子絕對是健康的，要用父母身高算出孩子的最終身高範圍後，與範圍對應的曲線

區間比較，若身高偏離區間，就算體重與身高在同一個百本比，仍代表孩子不健康。（詳見 P.28 的範例）

若曲線圖低於 3% 或高於 97%，代表孩子的身高或體重低於或高於全臺的平均值，要留意觀察。即使是上述狀況，但若仍在爸爸媽媽的身高區間內，仍為正常。P.24「該怎麼看生長曲線百分位圖？」會有詳細說明。

醫師小叮嚀

先跟全臺比，再跟父母比，
在爸爸媽媽的區間內就是健康的寶貝

若寶貝在全臺曲線圖上低於 3% 或高於 97% 時，先不用緊張。算算爸爸媽媽的身高區間，只要寶貝在該區間內都是正常的，代表爸爸媽媽本身特別矮或特別高，不用過度驚慌。

什麼是身高看三代？

「三代」是指：「第一代」爺爺奶奶、外公外婆；「第二代」爸爸媽媽、叔叔阿姨；「第三代」家中寶貝。想要知道「第三代」可以長到多高，先看「第二代」的爸爸媽媽有多高，再來看叔叔阿姨，最後才是爺爺奶奶、外公外婆。

身高中遺傳因素占了 75 ～ 80%，每個人都有自已應該要長到的最矮身高與最高身高，若想長得比爸爸媽媽遺傳的身高還高，可以先確認他們是否已經長到身高的最大值，也就是一生中可以長到最高的公分數。「該怎麼確認呢？」「看叔叔阿姨或其他兄弟姊妹的身高。」

若叔叔阿姨比爸爸媽媽還要高，代表爸爸媽媽沒有長到遺傳的最高公分數，則用叔叔阿姨的身高作為計算的基準，就能知道孩子真正可以長到多高了。若叔叔阿姨比他們矮，則看上一代是否比爸爸媽媽還高。若是，可直接用爺爺奶奶、外公外婆的身高推算。由於長輩通常已經退化萎縮了，故一般推算到第二代就會結束，若還想再進一步瞭解，才會看上一代。（詳見 P.25「身高預測公式」）

「醫師，我的爸爸媽媽沒有兄弟姊妹怎麼辦？」「那就直接看爺爺奶奶，外公外婆的身高喔！」

身高預測三步驟

Step1 「第二代」看爸爸媽媽的身高區間。

Step2 「第二代」看叔叔阿姨的身高區間（通常推算到這裡結束）。

Step3 「第一代」看爺爺奶奶、外公外婆的身高區間（還想多瞭解）。

「身高區間」是什麼？是由一套公式算出來，寶貝可以長到最矮和最高身高的區間值。別急！在 P.24「該怎麼看生長曲線百分位圖？」就會教你怎麼算囉！

2 新手爸媽的育兒好幫手
兒童生長發育量表

當我們做了充足的婚前準備，步入禮堂，經歷過孕前檢查等重重關卡，順利孕育了生命，懷胎 10 月兼顧孕期營養，到寶寶順利出生，這之後我們的任務就告一段落了嗎？不，其實真正重要的照顧任務從這裡開始。

媽媽們在生下寶寶後都會得到一本由衛生福利部國民健康署編印的兒童健康手冊，這本手冊內有許多重要的兒童成長觀念以及健康資訊、注意事項，可以一路陪伴孩子從 0 ～ 6 歲。

但是我在看診時，往往會發現很多爸爸媽媽拿出兒童健康手冊時，有很多重要的表格上都是空白的，沒有填寫任何紀錄，這樣會造成追蹤孩子生長歷程的困難，而很多父母也不知道該如何利用這本手冊，來關注孩子的生長發育狀況。

本段就從介紹兒童健康手冊開始，來告訴大家如何看懂最重要的參考資料——兒童生長發育量表。

什麼是生長發育量表（生長曲線百分位圖）？

我們在兒童健康手冊中看到的兒童生長曲線百分位圖是世界衛生組織所公布的 0 ～ 5 歲生長曲線標準圖，調查成長環境良好的兒童的生長數據所統整繪製的。

而 5 ～ 7 歲的生長曲線標準圖是於 2010 年陳偉德教授根據 WHO0 ～ 5 歲生長曲線標準圖而繪製的，用以銜接台灣依照體適能所訂定的 7 ～ 18 歲孩童生長標準。

生長曲線百分位圖可以讓父母對比孩子的身高、體重、頭圍、年齡、性別等數據，來推斷目前孩子的生長發育情況，瞭解是否有達到該年齡成長發育的標準數值，如果過高或過低都應該要注意。

此外，在和全臺平均值比較後，還要和父母的身高比較最準確，以下將簡單進行計算教學。關於父母的身高遺傳，在 P.47 的「生理性及家族遺傳性因素」會詳細說明。

該怎麼看生長曲線百分位圖？

要看生長曲線百分位圖，首先必須先有孩子的身高、體重、頭圍等數值（見 P.26、P.34 範例），而後對照孩子的性別及年齡去做查看。

先和全臺比

Step1 先選擇孩子性別與年齡段的生長曲線百分位圖。

Step2 於圖表上的橫排做表上找到孩子的年齡段（需用實歲）。

Step3 於圖表的縱排上找到孩子的體重，並沿著格線向右移動至孩童的年齡段上，即可找到寶貝的歲數、體重是在同階段的孩子中的哪個百分比中。

成長曲線有分為 97%、85%、50%、15% 和 3%，共 5 條曲線，以 50% 為標準平均值，如果孩童的成長數值低於或高於 3% 至 97% 之間，就需要留意，可以請醫師評估孩童的身體成長情況。

醫師小叮嚀

除非爸爸媽媽特別矮或特別高，否則通常絕大多數的寶貝都會在全臺身高體重的平均範圍內。若為平均範圍之外，只要數值在爸爸媽媽的區間內仍為正常。

再和父母比

Step1 用父母的身高計算出身高區間（見下方公式）。

Step2 找出孩子的身高和體重，看是否在區間內。

身高預測公式（最終可以長到的身高）

男 （爸爸的身高 + 媽媽的身高 +11）/2+-7.5cm

女 （爸爸的身高 + 媽媽的身高 -11）/2+-6cm

（根據台灣衛生福利部提供之資料數據使用 ±11，但於不同場合或是不同數據下，會出現 ±11 ～ 13 的狀況。）

醫師小叮嚀

若數值在區間內，代表寶貝在父母遺傳值正常成長，是健康寶寶。若在區間外，代表長太慢或長太快了，該看醫生囉！

範例：糖糖長得夠好嗎？

4 歲 5 個月的糖糖，是個人見人愛的小公主，身高 94 公分，體重 14 公斤。在同齡人中，身高排名倒數第 1 ～第 3 名，體重排名倒數第 3 ～第 15 名。她，長得夠健康了嗎？讓我們用爸爸媽媽和叔叔阿姨的身高來推算看看。糖糖爸媽的身高比叔叔和阿姨還要矮，代表爸爸媽媽沒有長到自己遺傳身高的最大值，這時就可以用叔叔和阿姨的身高作為基準，來預測糖糖身高可以長到的最大值，也就是她真正可以長到多高。

糖糖的數值紀錄

寶貝性別： 女	寶貝年齡： 4 歲 5 個月	寶貝身高： 94cm	寶貝體重： 14kg
爸爸身高： 165cm	媽媽身高： 150cm	爸爸 & 媽媽換算的身高區間： 146 ～ 158cm	
叔叔身高： 172cm	阿姨身高： 160cm	叔叔 & 阿姨換算的身高區間： 154 ～ 166.5cm	

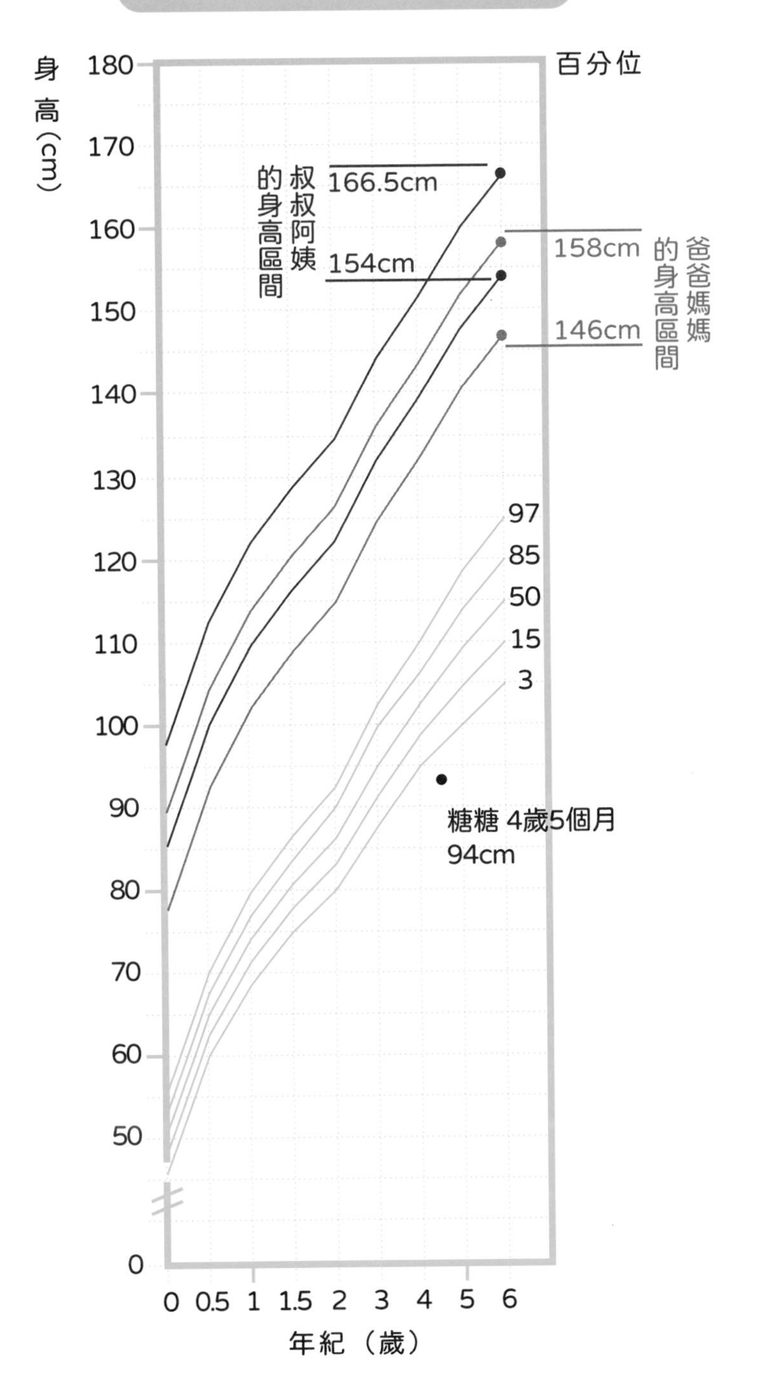
0～6歲兒童生長曲線圖-身高（女）
身高（cm）
180
170
160
150
140
130
120
110
100
90
80
70
60
50
0
百分位
叔叔阿姨的身高區間
166.5cm
154cm
158cm
146cm
爸爸媽媽的身高區間
97
85
50
15
3
糖糖 4歲5個月
94cm
0
0.5
1
1.5
2
3
4
5
6
年紀（歲）

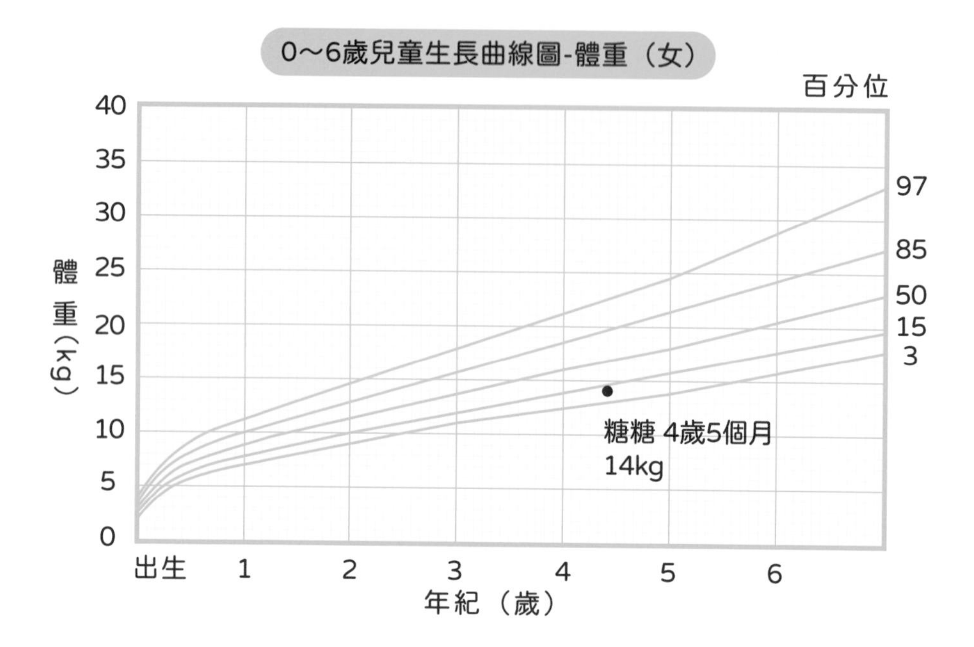

若以爸爸媽媽的身高為基準，糖糖一生最矮為 146 公分，最高為 158 公分；但透過叔叔阿姨換算的身高區間可以知道，糖糖事實上最矮應該要 154 公分、最高可以長到 166.5 公分。

看看身高的生長曲線圖，可以發現糖糖是個非常矮小的孩子。不但低於全臺同齡身高的 3%，也沒有在爸爸媽媽或叔叔阿姨的區間範圍內，需要盡快請醫師評估。

接著來看體重的生長曲線圖。她的體重落在全臺 3 ～ 97% 的範圍內，乍看之下是健康的，但想想前面提到的「身高與體重的比例必須相符」觀念，就可以發現，糖糖的身高與體重沒有落在同一個百分比區間，比例「不」相符，仍為不健康。

試著畫畫看：我的寶貝長得夠好嗎？

數值紀錄

寶貝性別：	寶貝年齡：	寶貝身高：	寶貝體重：
爸爸身高：	媽媽身高：	爸爸 & 媽媽換算的身高區間：	

0～6歲兒童生長曲線圖-身高（男）

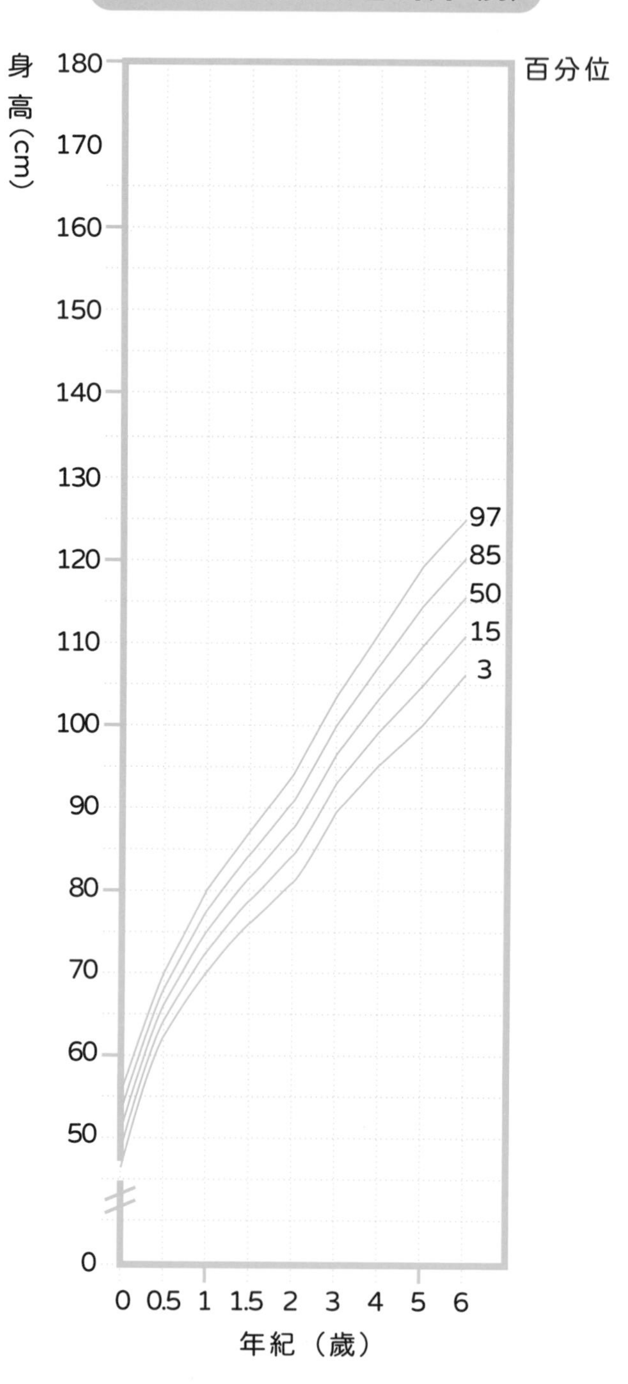

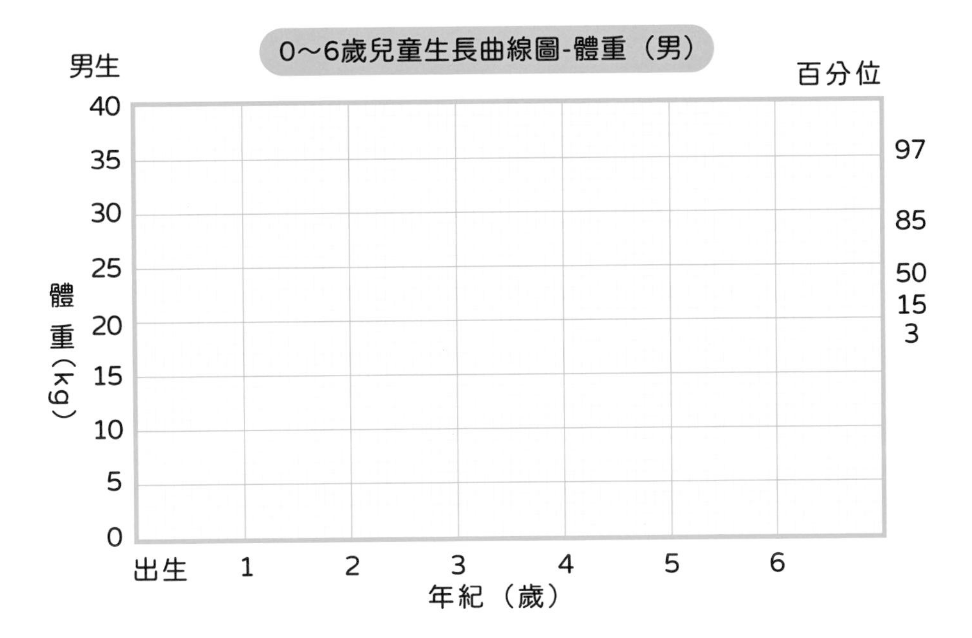
0～6歲兒童生長曲線圖-體重（男）
男生
百分位
40
35
30
25
20
15
10
5
0
體重（kg）
97
85
50
15
3
出生
1
2
3
4
5
6
年紀（歲）

0～6歲兒童生長曲線圖-身高（女）

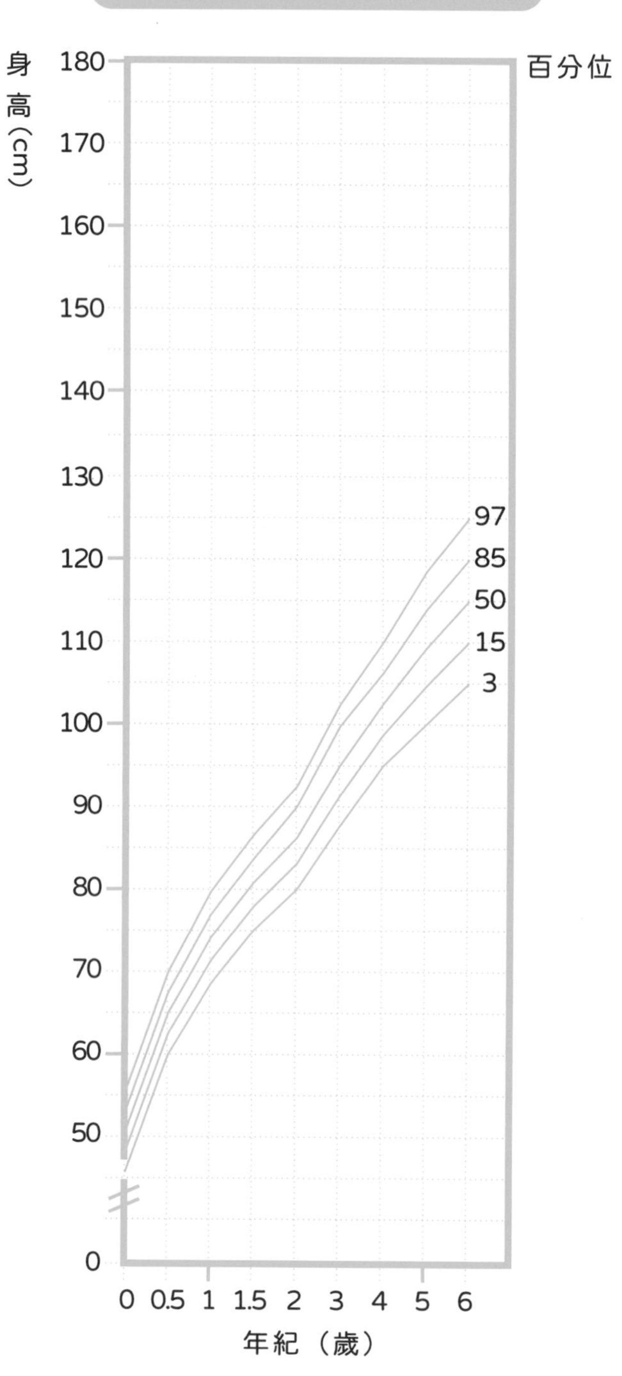

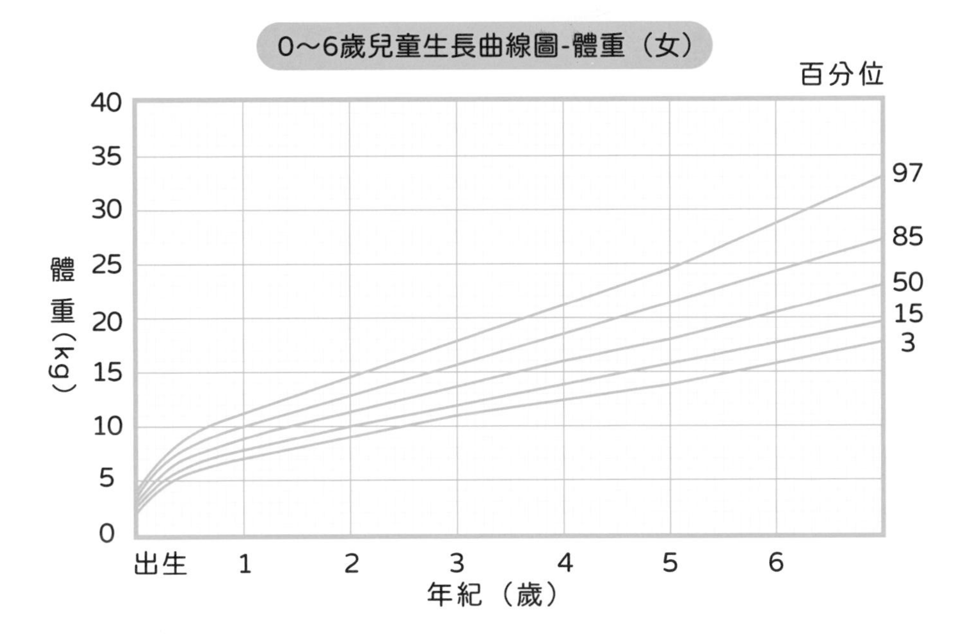
0～6歲兒童生長曲線圖-體重（女）
百分位
40
35
30
25
20
15
10
5
0
體重（kg）
97
85
50
15
3
出生
1
2
3
4
5
6
年紀（歲）

範例：糖糖的小腦袋長得如何呢？

「頭圍」是觀察寶貝發育的重要數值之一，會在以下四個階段量測：0 ～ 3 個月、3 ～ 6 個月、6 ～ 12 個月、1 ～ 2 歲各量一次，觀察曲線是否正常。在介於這四個範圍的時間都可以，例如：2 個月、5 個月、10 個月、1 歲半時量測。衛福部國民健康署的「兒童生長曲線百分位圖」是記錄到 5 歲，但除非寶貝有腦部疾病、媽媽在孕期感染、胎盤血流供應狀況不佳、懷孕三個月前有喝酒、吃藥等問題時，頭圍才需要記錄到 5 歲。否則通常只要記錄到 2 歲即可，因為那時的頭圍生長比例已經穩定了，會一直穩定地成長。

糖糖（女）的頭圍變化

年齡	0 ～ 3 個月	3 ～ 6 個月	6 ～ 12 個月	1 ～ 2 歲
數值	37cm	41cm	44cm	47.5cm

看看 P.35 糖糖的頭圍曲線圖，沒有劇烈的起伏，雖然一開始偏離區間，但後來都在正常範圍內穩定成長，現在是個健康寶寶呢！

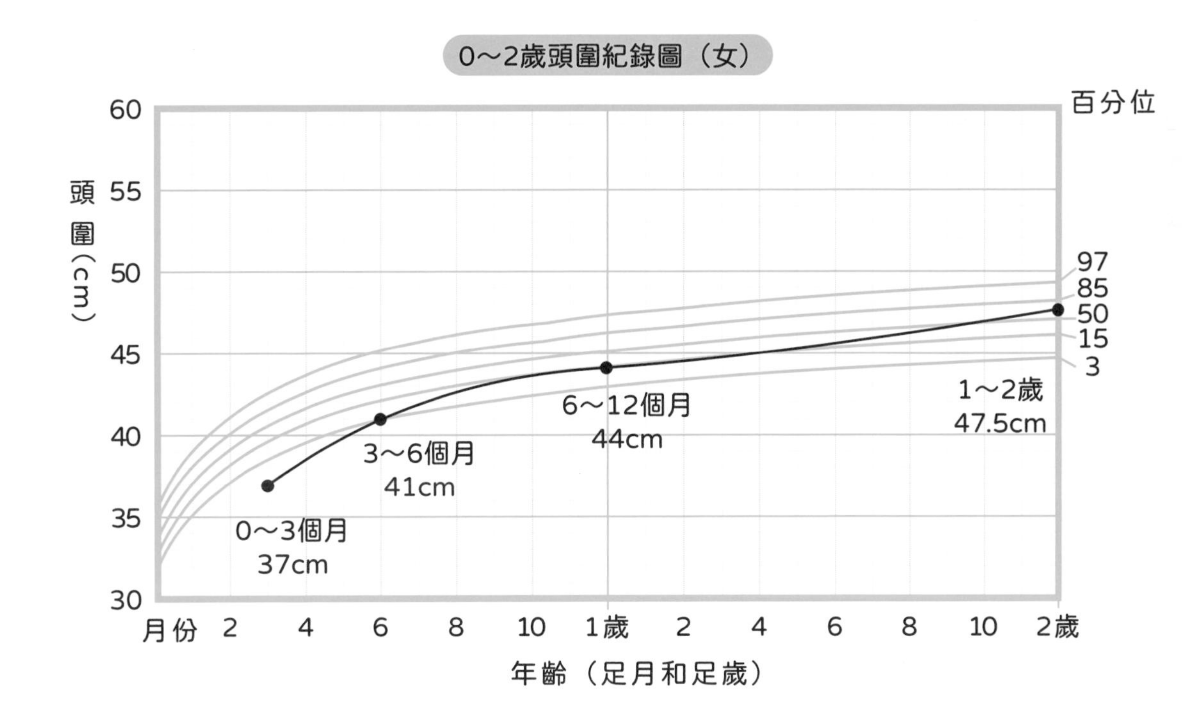
0～2歲頭圍紀錄圖（女）
百分位
頭圍（cm）
60
55
50
45
40
35
30
97
85
50
15
3
0～3個月
37cm
3～6個月
41cm
6～12個月
44cm
1～2歲
47.5cm
月份 2 4 6 8 10 1歲 2 4 6 8 10 2歲
年齡（足月和足歲）

試著畫畫看：寶貝的小腦袋長得如何呢？

寶貝的頭圍變化

年齡	0～3 個月	3～6 個月	6～12 個月	1～2 歲
數值				

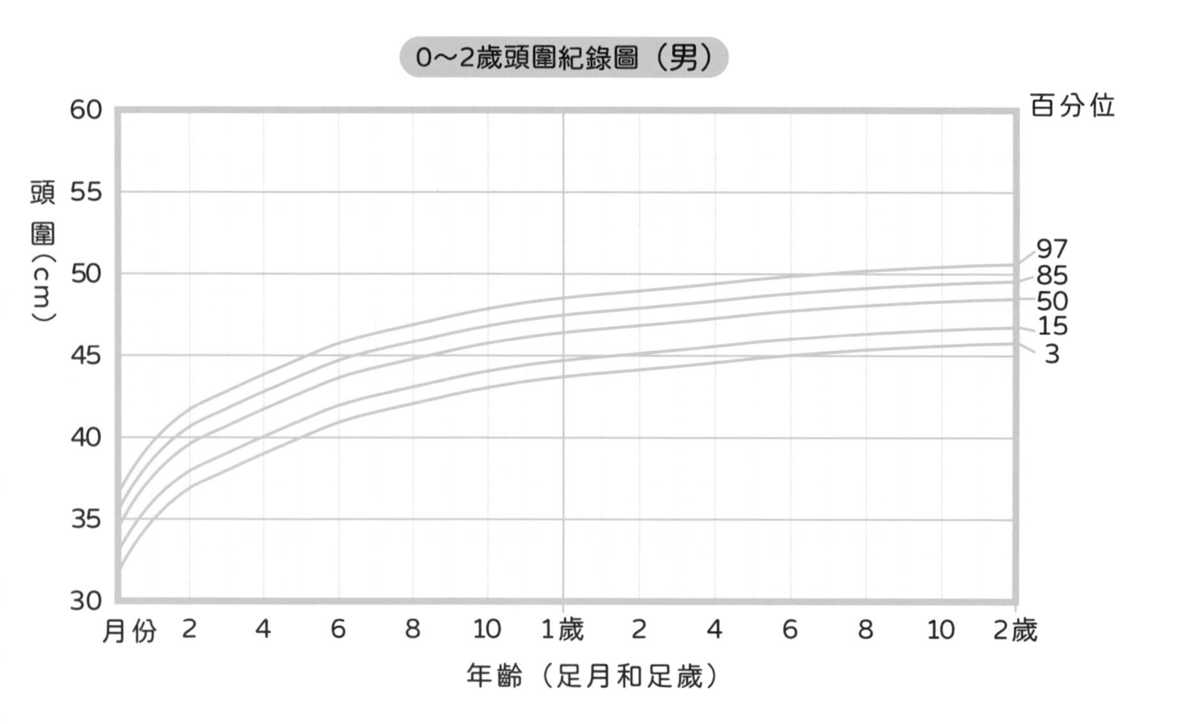

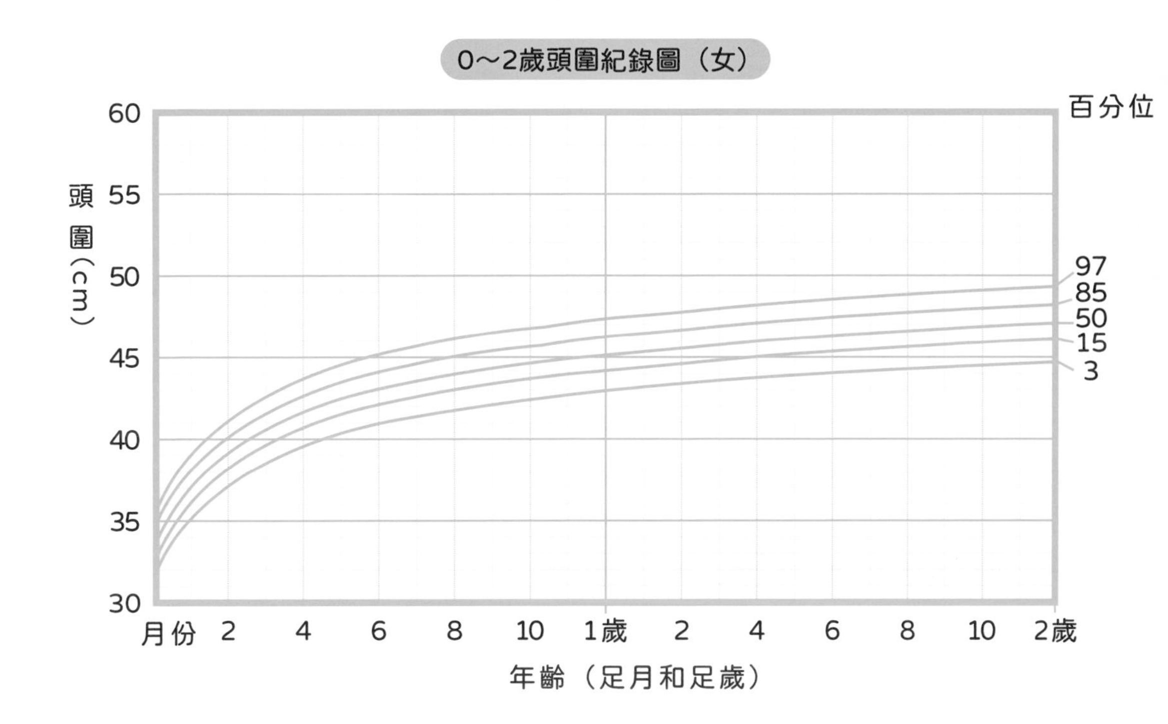
0～2歲頭圍紀錄圖（女）
百分位
頭圍（cm）
60
55
50
45
40
35
30
97
85
50
15
3
月份 2 4 6 8 10 1歲 2 4 6 8 10 2歲
年齡（足月和足歲）

3 想要頭好壯壯，6～18 歲記錄不能停

脫離了嬰兒時期，寶貝即將踏入學校，前面打好基礎了，後階段更是重要。孩子的成長要一路記錄到 18 歲才不會遺漏任何狀況，讓我們耐心、謹慎地看著孩子長大吧！

當寶貝到了 6 歲，兒童健康手冊也到了功成身退的時候了，而這時孩子進入小學階段，開始面臨課業壓力，為了課業與才藝，往往一放學便會急急忙忙地趕到補習班、才藝班，努力學習，充實自己，同時容易因此忽略了孩子成長的黃金階段。

這時父母更該替孩子們注意，透過身高體重等紀錄，配合圖表，才能及時觀察寶貝們的成長發育情況，如果有任何疑問也能及早發現，及早請教專家。現在就來參考 P.25 的「身高預測公式」，觀察寶貝的狀態吧！

試著畫畫看：寶貝有沒有好好長大？

數值紀錄

寶貝性別：	寶貝年齡：	寶貝身高：	寶貝體重：
爸爸身高：	媽媽身高：	爸爸 & 媽媽換算的身高區間：	

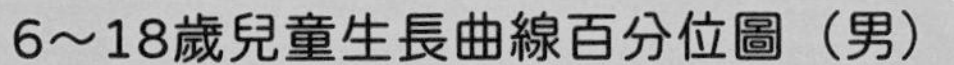

6～18歲兒童生長曲線百分位圖（男）

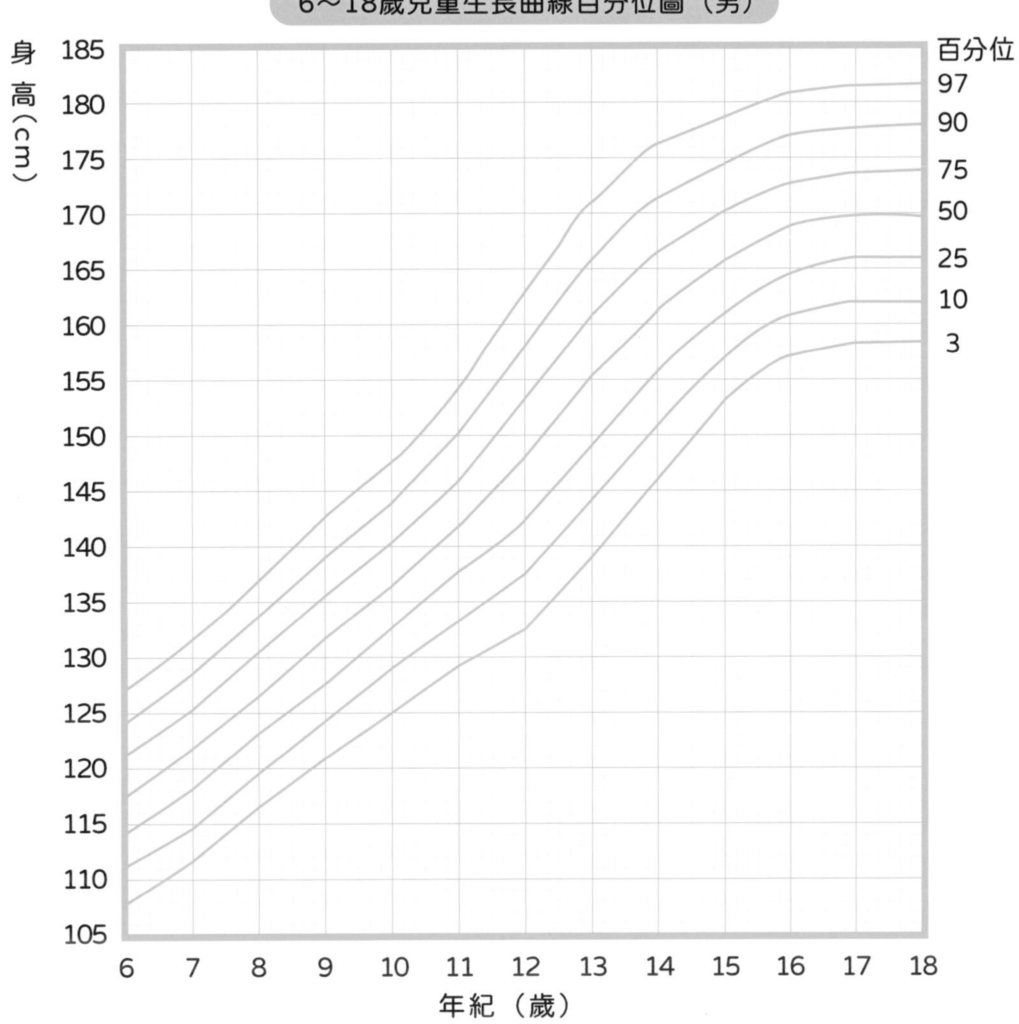

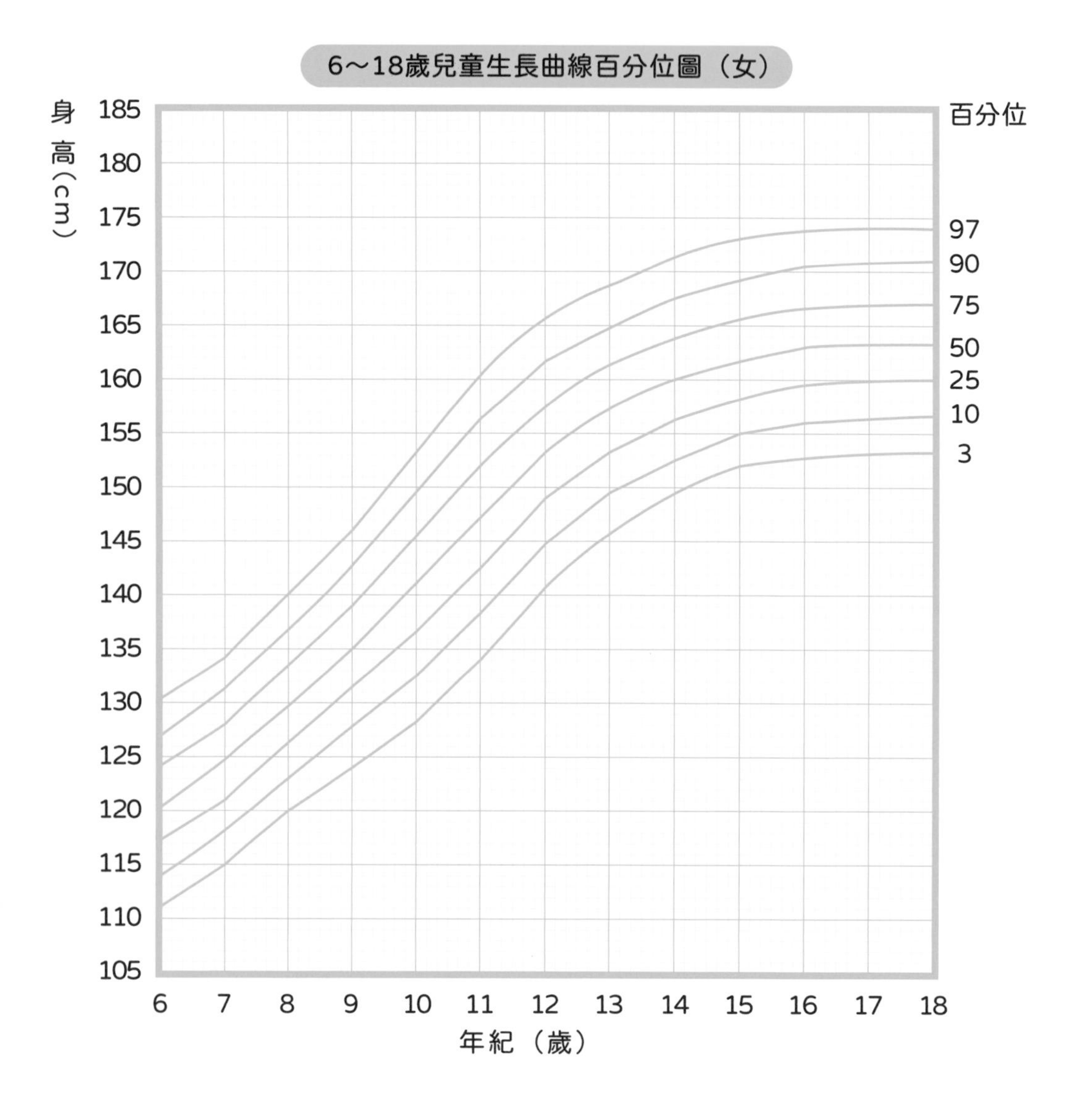
6～18歲兒童生長曲線百分位圖（女）
身高（cm）
185
180
175
170
165
160
155
150
145
140
135
130
125
120
115
110
105
百分位
97
90
75
50
25
10
3
6
7
8
9
10
11
12
13
14
15
16
17
18
年紀（歲）

青春期成長也不缺席

6 ～ 18 歲的生長曲線百分位圖與 0 ～ 6 歲的圖表不同，少了頭圍的紀錄。但是參考方式皆相同，同時也應該更加注意讓孩童維持在 3% 到 97% 之間的平均成長曲線上，如果與曲線相差太多，就應該要及時注意。

同時，也可以經由父母的身高去推斷孩子的身高應該會落在哪一個百分位上。除了觀察小朋友們的身高落在哪個百分點外，也要注意身高的生長都要按照曲線的走勢。

看懂圖表，不錯過寶貝的發育期

如果在查檢孩子們的生長曲線時發現孩子長期低於或超出生長曲線範圍時，請一定要請教小兒生長或內分泌相關科系的醫師，透過檢查與追蹤辨明寶貝們的身體狀況。

很多家長來到我的門診求診時，往往都因為工作或是課業關係，長期忽略了孩子的生長發育，因而錯過了最佳的成長發育黃金期，所以希望能透過正確判讀圖表的教學，讓爸爸媽媽們得以擁有一個正確，並且明確的參考準則，來幫助孩子快樂成長。

PART 2

為什麼長不好？

長不好因素多，

留意「營養、睡眠、運動、各項發展」

四大殺手，

小心疾病，2 歲前是關鍵期。

1 歸根究柢，及時消除長不好的絆腳石

在我問診時，時常會聽到許多家長說，他們以前沒有人會特別去在意生長發育，依然能長成健康高壯的大人，但為什麼現在的孩子就要注意這麼多呢？

隨著時代的發展與演變，影響人類身體的外在因素愈來愈多，不管是環境、壓力，或是生理上的原因，都會造成影響。其實生長發育的影響，不是只有表現在身高的差距上這麼簡單。當寶貝們的生長發育偏離了常規曲線，我們都應該要及時找出原因，因為這些都會影響到孩子的成長，從身高、體重到身體健康，甚至是心智的發展，與寶貝們的未來都是十分息息相關的。

接下來我將介紹各種影響孩童成長發育相關的因素，從生理、遺傳、營養到病理性原因，仔細介紹其成因以及如何判斷還有相關的治療方式，與未來發展，讓爸爸媽媽們多方瞭解。

影響生長發育的四大外在殺手

影響生長發育的有四大外在因素：營養、睡眠、運動、各項發展評估。各項發展評估是指，觀察孩子的「爬、走、跳、情緒、健康狀況、抵抗力好不好、是否常生病」等等。這些因素都是環環相扣的，假設孩子先天就不會爬、不會跳、身體虛弱，自然就會長不高。

孩子要長得健康，要先有充足的營養、好的睡眠品質、規律適當的運動，最後評估各項發展，各方面發展都均衡、正常，才有條件來達成他遺傳到該有的身高。

2 歲前的幼兒無法規律運動，主要評估「營養、睡眠」，另加「各項發展」。2～6 歲時，各項發展都已經開始了，只是還沒穩定，例如：2 歲會講話、3～4 歲會講自己的姓名時，就可以評估上述四項。這也就是為什麼「早療、語言發展」把 2 歲以前歸類為黃金時期。6～18 歲時，這四項發展已經穩定了，主要靠「運動、睡眠和營養」，但各項發展還是要觀察，來確定孩子的身體能去成就遺傳的身高。

各年齡的評估項目

0～2 歲 營養、睡眠、各項發展。

2～6 歲 營養、睡眠、運動、各項發展。

6～18 歲 營養、睡眠、運動、各項發展。

若孩子無法早睡，生長激素就不容易分泌，造成生長激素不足。就算營養很好，沒有生長因子也會長不高。若營養沒有顧好，隨便亂吃，每天都吃油炸食物、飲料、甜食，也會造成生長激素不易分泌，生長激素不足，就沒有生長因子進到骨頭裡，骨頭不長就會長不高；若又不運動，就會導致更糟的惡性循環，成了長不高的罪魁禍首。這些因素全部都是息息相關的，相互牽制，只要一個條件沒顧好的話都對生長激素會有影響。

此外，肥胖也會影響長高，若孩子又胖又高可能是性早熟，要及早詢問醫師。（詳見 P.96「認識性早熟」）

醫師小叮嚀

Q：得新冠肺炎會影響到身高嗎？
A：無症狀或輕症者不會，重症則會影響。

看症狀程度。影響身高的因素非常多，那些因素要長期累積才會造成影響。若為無症狀或輕症者，就像一般感冒一樣，好了之後通常不會影響到身高。若為重症患者，在營養不夠、睡眠品質不好，也沒辦法運動的情況下，當然就會影響身高。而若男生骨齡已經 16 歲，女生骨齡 14 歲時，本來也就不會再長高了。

2 生理性及家族遺傳性因素

影響孩子生長發育的因素非常多，除了外在因素，也包含了生理以及遺傳因素，只要我們能愈早發現，就能愈早請教相關領域的專家。

生理性為後天努力，透過調整生活作息、均衡飲食、適量運動等來改變身體的狀態；遺傳性是先天因素，指與生俱來的條件，例如：父母或家族原本就有的病史、遺傳等。

生理性因素可以改變，例如：早睡早起、規律運動、補充營養，讓身體的狀態慢慢變好。但遺傳是與生俱來的，無法改變。例如：若遺傳了軟骨發育不全，後天的骨頭本來就長得不好，想要用後天的方式去彌補、加強，用生理性的方式改善是沒辦法的，因為遺傳就是天生決定好的，這就是生理性與遺傳性最大的差別。

同時，身高的構成因素中，遺傳的比例約占 75 ～ 80%，代表身高中 75 ～ 80% 是已經決定好的，關乎家族的病史、體質等等，剩下 20 ～ 25% 是靠後天改變，以身高預測公式為基準，女生身高範圍在以父母算出的平均值 +-6 之間，頂多突破到 +7、8，但要到 +10 基本上是不可能的，除非父母本身沒有長到遺傳應有的身高。

另外，過敏也是遺傳因素。先天和後天因素都會造成過敏，但過敏的成因基本上還是遺傳，先天有這個體質，加上後天的環境影響才會加重過敏的情況。過敏容易造成睡不好、營養不良等狀況，睡不好又營養不良就會造成長不高，一切環環相扣。

體質性生長遲緩

有些孩童在出生時與其他人無異，但到 3 歲之後，成長開始與常規發育曲線出現落差，隨著年齡的增長，差距越來越大，青春期也來得比同年齡的孩子較晚，這些孩子在接受 X 光照射檢查骨齡時，也會發現他們的骨齡生長較同年齡的孩童明顯落後，但是在甲狀腺與生長激素的檢查結果上，卻是呈現正常狀態。

體質性生長遲緩的孩童顯得更大器晚成，當同齡人已經到了生長停止時，才到了他們正要開始發育的時候。有時候我們可以看到，在國中或是高中入學時，會有少數孩子在同學們之間顯得特別嬌小，臉蛋也帶著未脫的稚氣，但到了大家身高定型後，卻突然開始長高，後來居上，甚至一舉超越所有人，嚇大家一大跳。

要留意，體質性生長遲緩的孩子更容易被忽略。家長以為大器晚成，只要時間到了就一定會長高，對於孩子生長發育的所需條件也因此而疏忽了，無法在最好的時候得到最重要的營養與幫助，導致在該長高時無法順利長高，身材依然矮小，所以家長不能因為孩子是體質性成長遲緩就因此而放鬆。

在家長確認寶貝是體質性生長遲緩時，除了定期記錄與觀察孩子的身高、體重與青春期發育外，一樣不要忘了要協助注意孩子的營養吸收以及運動，保持孩子們的身體健康，這樣才能在孩子開始長高時，讓所有需要的因素一次補足，給孩子的成長最大的助力。

家族遺傳性身材矮小

過年過節時，親戚家人團聚，最常見到的畫面，就是讓孩子們比較彼此的身高，這時候我們也會發現，明明是同一個家族的人，但是每個人的高矮胖瘦皆不同，除了遺傳原因外，後天的各種因素也會導致同一個家族中，每個人的身高落差。

如果在經過檢查並確定孩子的生長激素、骨齡等皆正常生長時，我們再往回看看父母家族中的成員，同時也觀察父母身高與整個家族的平均身高是否有落差，就算是遺傳，也有可能因為後天的因素造成父母身高低於家族的平均身高，進而影響到後代孩子的身高。

這個時候也請爸爸媽媽們不要氣餒，透過後天的營養供給、運動、睡眠調節，還是能讓孩子維持在正常的成長曲線上，並且維持健康的身心靈發展，同時給予孩子自信，讓他不因為身高而大受打擊。

營養不良造成的身材矮小

「想要長高，營養很重要」。人體在成長發育時需要非常多的因素一起配合，體內的營養是否能及時供給，是非常關鍵的因素。人體成長，需要鈣質、蛋白質、維生素等許多營養素來供給，如果營養供給不足，就會因為沒有足夠的成長能量而造成生長遲緩、身高不足等現象，就像蓋房子需要材料一樣。

現代人食物取得方便，營養應該都十分充足，怎麼還會有營養不夠的問題呢？其實腸胃問題、食物過敏、身體疾病，或是不良的飲食習慣、挑食偏食，長久下來都會造成身體營養不夠，進而影響到孩子的成長發育。

來我的門診看診的孩子，我也會要求他們記錄自己的飲食狀況，從而推斷造成營養不足的原因，食物過敏我們可以用其他食物來進行替代，腸胃問題、身體疾病需要對症治療，而飲食習慣則需要家長與孩子共同去修正與維持。

像鈣質是在成長時非常重要的營養素，我們都會建議孩子一天至少喝兩杯全脂牛奶，才夠提供成長所需的鈣質，但是對於有乳糖不耐症的孩子，則會建議從其他高含鈣的食物中攝取，如油菜、菠菜等等。

後面我將會詳細介紹各種常見或非常見的，影響孩子生長發育的相關疾病，讓爸爸媽媽們能從而理解這些病症的成因與症狀，才能及早發現，及早治療，讓我們的孩子都能擁有健康、快樂的未來。

3 內分泌因素

神經系統與內分泌系統為人體的兩大系統。內分泌系統是指分泌荷爾蒙至全身，以維持身體運作與生長發展的系統。各種荷爾蒙有著錯綜複雜的關聯，缺一不可、環環相扣。主要包含：

下視丘 掌管食慾、體溫調節、控制生理時鐘。

腦下垂體 分泌生長激素、泌乳素及甲狀腺促進素等荷爾蒙。

甲狀腺 管理新陳代謝率、影響身體的細胞和器官汰換與新生、腦部、骨頭發育、控制肌肉、心跳。

副甲狀腺 掌管鈣和磷的代謝，關乎骨骼健康。

腎上腺 處理人體對壓力的反應。

胰島 控制血糖平衡。

性腺 分為卵巢或睪丸，負責毛髮生長，男、女性徵發展。

這些都關乎生長、身高、胖瘦、青春痘等等。其中腦下垂體和甲狀腺與長高最直接相關，一個分泌生長激素，另一個則是甲狀腺素，醫學的物質都是緊緊相扣的，兩者缺一都會導致孩子長不高。此外，下視丘就像指揮官，命令腦下垂體管理生長激素、甲狀腺素、泌乳激素、生長激素、腎上腺素等，控制我們的血糖、壓力、月經、精子等物質。腦下垂體刺激各種激素分泌後，讓卵巢、睪丸好好成長，也促進甲狀腺分泌甲狀腺素，進而促進肌肉、骨骼、心跳等發展。

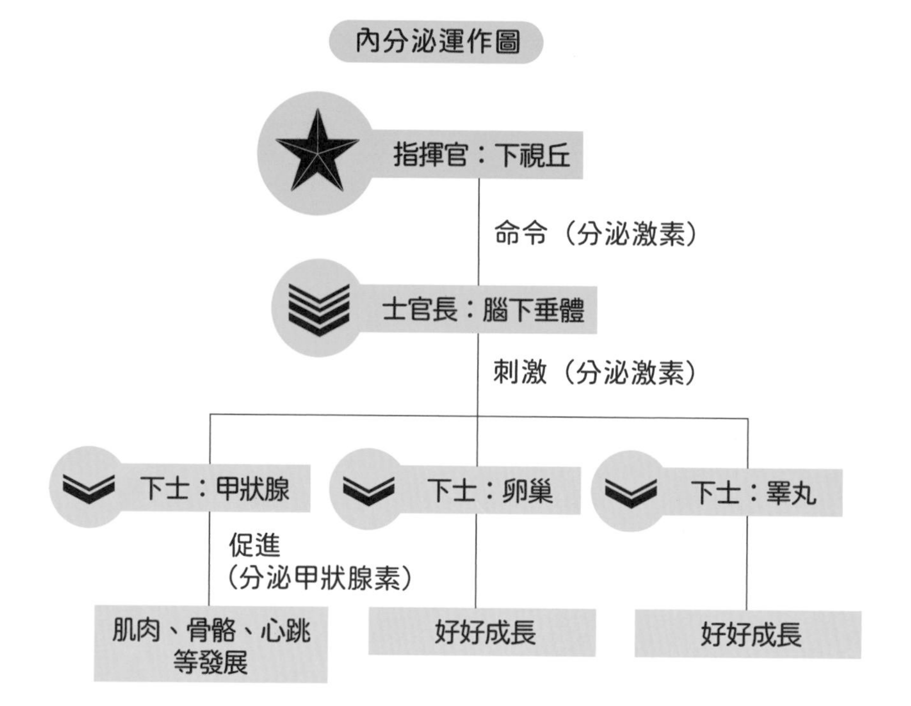

正常的內分泌數值大概落在哪個區間呢？

內分泌數值要靠抽血來分析，若各種對應措施都做了，但仍無法消除症狀時才需要進行。例如：對於過瘦、過胖、長不高的孩子，若營養補充、睡眠品質調整等方法都試了，還是無法改善，懷疑生長激素不足時，才要靠抽血來找出問題源頭。

此外，兒童和青少年通常不太會有內分泌失調的問題，內分泌會不足或過多，但沒有到失調那麼嚴重。兒童正值發育期，會比大人更需要內分泌，只要不足或過多很容易就會被發現，而成人已經停止生長，需求沒有那麼大，狀態也趨於穩定，因此發現問題時內分泌通常都已經失調了。

內分泌不正常的起因非常多。例如：營養不足，造成生長激素不易分泌；甲狀腺過多（亢進），過度消耗養分導致過瘦、心悸等；甲狀腺功能不足（低下），會過胖、易疲倦，甚至影響幼兒腦部發育，骨骼生長不良、IQ 低下等，因此幼兒一出生就要做甲狀腺篩檢。（詳見 P.59「甲狀腺低能症」）

內分泌就醫三原則

一、評估嚴重程度

以青春痘為例，若感染造成化膿、紅腫、搔癢不止等，就需要去看醫生。要留意，重點是「程度」而非「時間」。若是短時間產生的嚴重感染，要盡快就醫，若為長時間的輕度症狀，則可能為正常現象不需就醫，各項條件都改善後，痘痘就會慢慢消失了。

二、改善措施做了，但仍未改善

若程度較輕微，則從清潔、熬夜、營養等狀況評估。先從改善清潔、減少熬夜、補充營養……下手。若這些方法都做了，還是很困擾或者發現感染才需要就醫。否則青春期長痘痘已是普遍認知的正常現象了，就不需要特別處理。

三、著重個人感覺

有的人不太在意，覺得讓青春痘慢慢好就好；但對愛美的人來說，只要有一點點青春痘就會非常困擾，長久下來會造成負面情緒，導致心理與生理的惡性循環，像這類人就需要盡快就診。

身高、胖瘦，也屬於內分泌管理的一環，若內分泌鬧脾氣，使身體罷工不長高，外形像氣球越吹越大怎麼辦呢？別懷疑，請盡速就醫。先長胖，不長高對兒童是不健康的，趕快詢問醫師是哪裡出了問題吧！（詳見 P.90「肥胖或營養不良，成了生長發育的絆腳石」）

生長激素缺乏

很多家長對於生長激素都抱有著不正確的認知，在我看診時，許多爸爸媽媽們總會問我說：「是不是只要抽血檢查生長激素，就可以知道小朋友為什麼長不高了？」

其實關於生長激素的缺乏與否，不是只透過抽血就能這麼簡單的判定了。生長激素需要透過如藥物或飢餓等特定的刺激，讓身體

生長激素運作圖

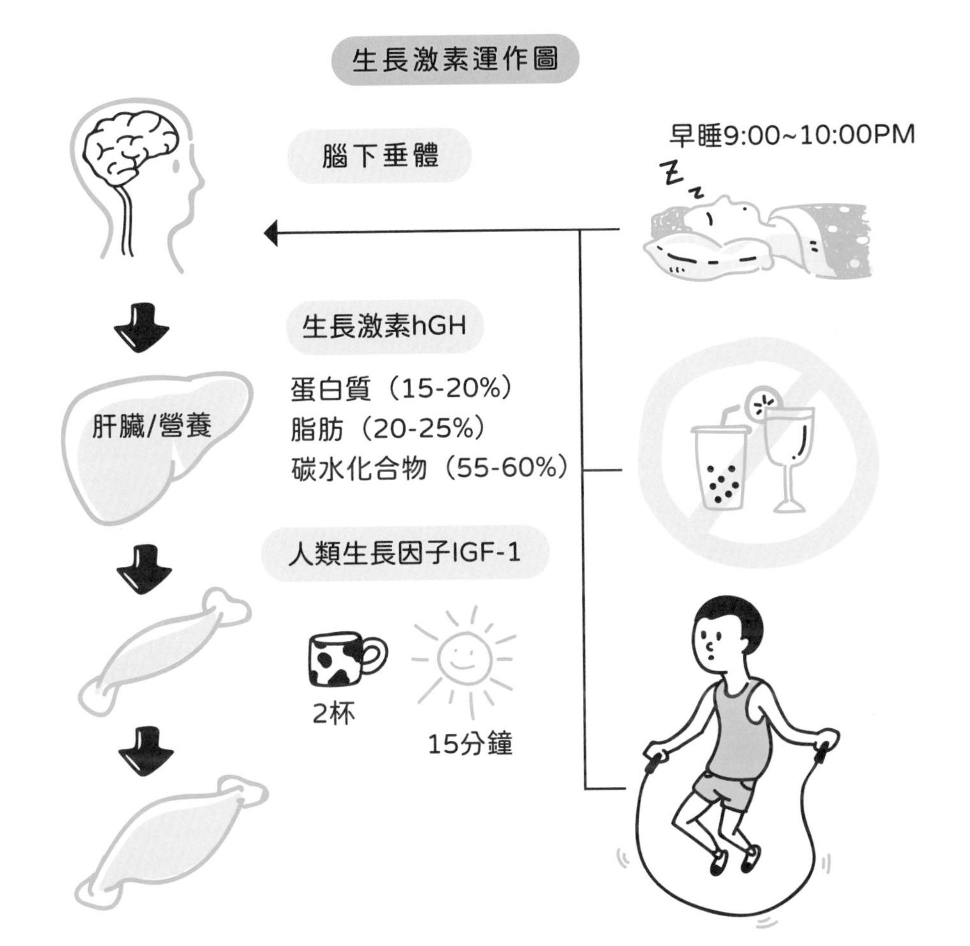

達到需要生長激素的狀態才會分泌。隨機的抽血得出的檢驗結果並不準確，要經過其他特殊的追蹤與檢測分析才能真正判斷。（詳見P.138「施打生長激素大哉問」）

那麼到底人體為什麼會有生長激素，它又是如何運作與分泌的，就讓我們先從此說起。

人體要分泌生長激素，必須透過運動、運動後的飢餓、飲食以及適當的睡眠，藉以刺激下視丘與腦下垂體分泌生長激素，通知肝臟分泌生長因子，由生長因子來帶動人體骨骼與肌肉的發育以及脂肪的分解。在上頁「生長激素運作圖」我們可以看到，寶貝在晚上9:00 ～ 10:00 入睡、杜絕飲料和垃圾食物、每天運動 30 分鐘、跳繩500 下、喝兩杯全脂牛奶、日曬 15 分鐘的情況下，能幫助腦下垂體分泌生長激素 hGH，讓生長激素 hGH 作用到肝臟。進而分泌生長因子 IGF-1。而在每日的營養成份中，蛋白質要佔 15 ～ 20%、脂肪佔 20 ～ 25%、碳水化合物佔 55 ～ 60%，這樣就能幫助促進骨骼及肌肉生長。生長激素缺乏的原因，我們可以分為先天以及後天兩方面來看：

先天的生長因子（IGF-1）缺乏病因有遺傳性疾病，如萊倫氏症候群（Laron Syndrome）、轉錄因子突變；胚胎性疾病，如空蝶鞍症候群（empty sella syndrome）；或是母親在分娩前後造成的創傷，如生產時造成的胎兒腦部缺氧所帶來的腦部傷害。

後天的生長激素缺乏，往往很有可能是與下視丘或腦下垂體的病變有關，可能是腦下垂體腫瘤，或者是腦膜炎、中樞神經感染等造成的腦下垂體病變。而由於生長因子是透過肝臟分泌的，所以肝臟的健康與否也很重要。

也因為生長激素能幫助身體脂肪的消耗，所以生長激素缺乏的孩子，常見的除了身高較矮以外，在身材上也可能會顯得比較胖。因為沒有生長激素來幫助長高以及消耗脂肪。

在面對疑似生長激素缺乏的孩子時，我們會先經過長期的身高追蹤，如果 1 年的身高成長不滿 4 公分，成長曲線百分比不斷往下降，甚至掉出該圖的 3% 以下，就進行相關檢測，對於 6 歲以上的孩子會照左手 X 光，來推看骨齡與生長板的生長狀況，經由臨床經驗配合更多相關檢查來進行估算，以及排除其他生長發育相關的病理性原因，才能準確判斷出是否為生長激素缺乏。

健保中的生長激素缺乏症規範

下面就來看看，全民健康保險藥品中，對生長激素缺乏症的診斷與治療的相關說明與補助給付規範：

1. 如何診斷

生長激素兩項以上太低，缺乏症找上寶貝了：評估腦下垂體前葉分泌生長激素的功能

檢查項目		判斷基準
1.	施行胰島素（insulin）刺激測驗	生長激素值是否低於 7ng/mL
2.	降保適（clonidine）刺激測驗	
3.	左旋多巴（L-Dopa）刺激測驗	
4.	升糖素（glucagon）刺激測驗	
5.	精氨酸（arginine）刺激測驗	
……（其餘檢查以各家醫院為準，此處僅列出最常見之項目）		
結果	以上等檢查若有兩項以上生長激素值均低於 7ng/mL（胰島素檢測須附檢查時之血糖值），代表寶貝可能有生長激素缺乏症，而其中又包含病理性（pathological）及特發性（idiopathic）及新生兒生長激素缺乏症。	

2. 治療前的判斷

寶貝是不是得了「病理性生長激素缺乏症」

1. 下視丘：腦下垂體病變，及下視丘：腦下垂體發育異常。
2. 生長速率 1 年小於 4 公分（須具有資格申請生長激素治療的醫療機構身高檢查，每隔 3 個月一次至少 6 個月以上之紀錄）。

注意 要以上兩項都兼具，才符合病理性生長激素缺乏症的治療條件喔。

寶貝是不是得了「特發性生長激素缺乏症」

1. 身高低於生長曲線圖中的 3%，且生長速率 1 年小於 4 公分。須具有資格申請生長激素治療的醫療機構身高檢查，每隔 3 個月一次，至少 6 個月以上之紀錄。
2. 骨齡比實際年齡遲緩至少二個標準差（應檢附骨齡 X 光檢查影像）。
3. 新生兒生長激素缺乏症，一再發生低血糖，有影響腦部發育之顧慮者。

注意 要兼具其中的兩項以上，才符合特發性生長激素缺乏症的治療條件喔。

（參考資料：「全民健康保險藥品給付規定」修正規定，第 5 章激素及影響內分泌機轉藥物，自 100/12/1 日生效）

對於相關用藥以及後續追蹤、檢測，全民健康保險皆有相關詳細規定，如生長激素施打劑量、至少每 3 個月就要進行一次身高體重評估、每 6 ～ 12 個月就必須測定一次骨齡。甚至是進行治療 1 年後是否要繼續施行治療也都有規定。

最重要的就是按照醫師指示與規定進行相關治療，才能及時讓孩子們回到最佳的成長曲線上。

甲狀腺低能症

在兒童成長發育的過程中，我們一定要很看重甲狀腺低下這件事情，我常會說甲狀腺關係到「雙B」，也就是「Bone骨頭」與「Brain頭腦」。甲狀腺與我們的骨骼與腦部發育息息相關，在孩子的成長過程中要非常重視。

現在的新生兒篩檢中，會檢測甲狀腺低下這一個項目，但是在檢測報告上說沒有呈現異常，難道就可以放心了嗎？

不，任何一項篩檢都有可能會有漏網之魚。因為在新生兒篩檢時，為了能把更多病患篩檢出來，所以將篩檢的敏感度調高了，也就是讓比較多人較容易符合篩檢條件，但同時也造成的篩檢的專一性降低，需要進一步檢查才能真正知道自己是否罹患疾病，所以篩檢出有問題時先不用緊張。

對篩檢標準來說，若敏感度太低，標準太容易符合了，會篩選出太多人，反而會很難篩出真正的患者；而若專一性太高，標準太嚴格了，會容易有漏網之魚，所以篩檢時要在兩者間取得平衡，先把標準設低一些，篩出稍微較多的人，再把標準設高一些，從中找出真正的患者。就像新冠肺炎的快篩試劑，為了避免漏掉感染的患者，先把標準放寬，篩選出較多的人，之後再做PCR詳細確認，這也是為什麼會有偽陰性、偽陽性的狀況。

甲狀腺的位於人的頸部，是重要的內分泌器官，用以維持人體的新陳代謝，對於兒童而言，更是會直接影響到成長發育以及腦部智力發展。

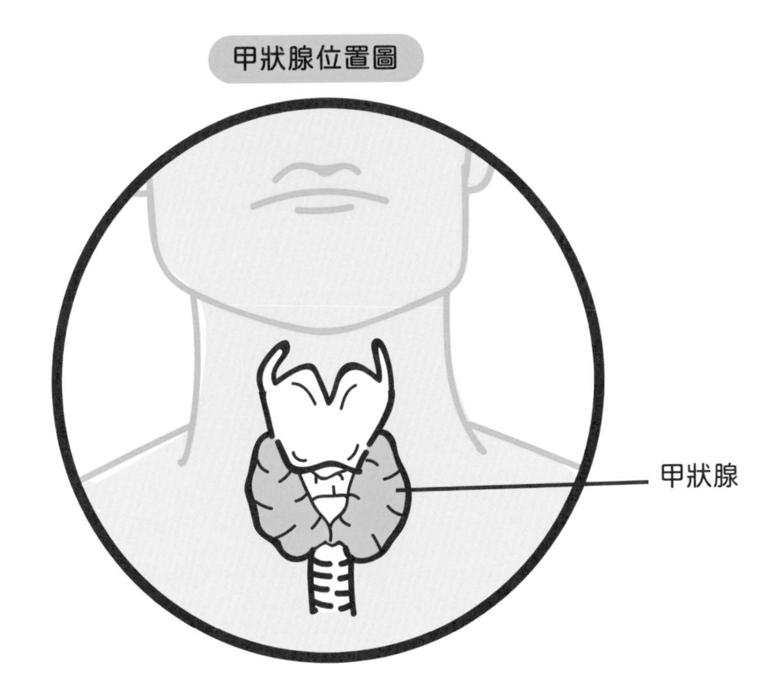

甲狀腺低能症有先天以及後天因素。由於先天甲狀腺低能症的相關症狀如水腫、臍疝氣、大舌、後囟門開放、黃膽時間長、皮膚乾燥、毛髮枯黃、心律緩慢、食慾不振、便祕等，並非在一出生時就會全部顯現，而是隨著兒童發育逐漸顯現出來，所以不容易被發現，如果愈晚治療，影響兒童智力發展愈大。

後天也會有其他因素造成甲狀腺低下，如營養不良，或是自體免疫的抗體會對抗自己的甲狀腺素等病症，少數則會是因為腦下垂體分泌的甲狀腺促進素缺乏，或是下視丘分泌的甲狀腺釋素缺乏。

與甲狀腺機能亢進的心跳加速、代謝增加、身材消瘦的症狀相反，甲狀腺低下的孩子因為缺乏甲狀腺素代為分解脂肪，所以外表上會長得胖胖的，也十分容易感到疲憊，對外在的刺激沒有什麼感覺反應。當甲狀腺低下的表面病症到了小朋友身材肥胖時，其實情況已經很嚴重了。

當我發現來看診的孩子有甲狀腺低下的症狀時，便會透過抽血來確定。在甲狀腺低下的治療上，只要每日補充甲狀腺素，並且每3個月定期抽血檢驗，在其他日常生活中不會受到任何限制，藥品也沒有副作用，但要切記不可任意停藥，更不可以任意增加劑量，可能會因此造成甲狀性機能亢進。

先天性的甲狀腺機能低下與遺傳沒有強烈的關係，但如果家族中有相關症狀者，可告知醫師進行觀察與相關檢驗。

葡萄糖皮脂性類固醇過多

類固醇又稱腎上腺皮質素，是人體腎上腺分泌用以減緩發炎反應，對抗胰島素代謝葡萄糖以及控制血壓、心血管代謝等的功能，而我們現在用藥中的皮脂類固醇就是人工合成的，與腎上腺皮質素相同功能的荷爾蒙。

葡萄糖皮脂性類固醇過多大部分都是因為用藥造成的，很多有嚴重過敏或是其他病症的小朋友，必須長期服用類固醇，就會可能有血壓升高、生長速度緩慢、骨齡延遲以及體重增加，但是由於無法隨意停止類固醇的服用，所以我們只能依靠後天的運動以及飲食營養控制，來將此藥物造成的影響降至最小。

4 染色體異常

現代人逐漸晚婚，35 歲以上的高齡媽媽愈來愈來多，相對的染色體異常的好發率也愈來愈高。但也由於現代新生兒檢查、孕前以及孕期檢查的推動，所以新生兒的染色體異常症狀大部分都可以透過相關的產前、孕期篩檢去篩檢出來，進而避免這種新生兒症狀的發生。

透納氏症（Turner syndrome）

透納氏症（Turner syndrome）是一種先天性性染色體缺失所引起的疾病。為 X 染色體的異常，所以只會發生於女嬰身上。

透納氏症的活產率有 1/3000，感覺好發率很高，但是這 10 幾年來，大眾愈來愈有做產前檢查、孕期檢查的習慣，如抽羊水，所以大部分都能及早發現，讓透納氏的孩子愈來愈少。未在孕前篩檢發現的孩子，出生後最常見的表面症狀便是漏斗胸、身材矮小或是青春期時無月經來臨。

當有臨床經驗的醫師在為孩子做檢查時發現了這些表徵，會透過染色體檢查去判斷是否為透納氏症。當確認為透納氏症後，醫師會透過生長激素療法或是荷爾蒙補充療法，來為孩子的身高以及子宮發育進行治療。

身高小於生長曲線的5%以下，生長速率每年小於4公分，在2～5歲時即可開始接受生長激素治療，直至骨齡成長到女性骨齡關閉的14歲。愈早發現，愈早開始治療，愈能讓孩子的身高回歸到正確的發展上。

12歲以後，女性開始有青春期的發育，這時候進行荷爾蒙補充療法，可以刺激乳房與子宮的發育外，也有助於患者的記憶力提升、血壓控制、增加骨骼質量等。口服雌性激素為每個月1～25號服用，在體內雌性激素含量到達醫師指定得標準後，每個月15～25號同時服用黃體素以保護子宮發育與避免子宮內膜癌。而雌性激素補充治療的停藥時機在接近更年期年齡的50歲。

而由於先天的子宮發育異常，大多數的透納氏症患者皆無法生育。此種病症也不太會透過遺傳傳給下一代。

唐氏症

唐氏症分為三種類型，常見的唐氏症是由於人體基因第21對染色體多了一條，所造成的病理現象。在遺傳上，通常唐氏症患者的父母基因皆為正常，染色體的變異是偶發性的，約有80%是在母體內卵子的第 21 對染色體不分離所造成的三體現象，經過調查，高齡產婦也就是懷孕年齡在 35 歲以上的孕婦，容易產出唐氏症寶寶，同時也發生在各個族群中。隨著晚婚晚生，唐氏症兒的好發率也越來越高，所以產前篩檢是非常重要的。

而唐氏症寶寶的外觀多面部扁平、臉裂斜向外上，在面貌上是很容易辨別的。同時在身體發育上，常見的症狀有發育遲緩、四肢短小，以及輕度至中度的智能障礙。同時健康也深受影響，往往伴有多種疾病，如先天性心臟病、白內障、聽力障礙、癲癇、甲狀腺疾病等。

由於唐氏症為先天染色體異常問題，故沒有相對應的根治方式，只有在面對不同病症時同時對症下藥。隨著醫療的進步，唐氏症患者的平均壽命也逐漸提高，如唐氏症患者及早進行物理治療、職能治療等訓練，同樣能發揮個人所長，能完成學業，正常就業。

在台灣有許多相關的機構以及基金會，會為唐氏症孩子們提供生活上的指導以及協助，幫助唐氏症寶寶融入社會，生活中我們有時能在捷運站出入口看見拿著餅乾大聲叫賣的唐寶寶，或是在街上可以看見員工以及廚師都是唐氏症患者的麵包坊，在節日時也可以看見有人在集結購買唐氏症麵包坊出品的糕餅禮盒，透過指導以及協助，他們都能擁有自給自足的能力。

5 基因突變

基因突變是指遺傳基因在細胞分裂時發生的改變。起因可能是受到輻射、化學藥物等影響。造成無法治療的疾病，但就生物演化來說，有些基因突變是好的，能幫助生物更容易生存。

人類常見的基因突變疾病例如：軟骨發育不全症，也就是俗稱的小小人兒。有身材矮小、四肢短但智力正常的特徵。這類人的父母都正常，沒有該疾病的遺傳基因，產檢也無異常，卻生下一個軟骨發育不全症的小孩，因為該疾病多數都是自發性突變。（詳見 P.72「軟骨發育不全症」）

若父母是正常的，在產前檢查又未指定軟骨發育不全症的項目則無法發現，若有指定則可以發現該病症的基因。而在檢查的眾多疾病中，許多父母往往不知道要檢查哪個罕見疾病，導致許多遺傳疾病產前才會發現，也正是因為對檢查疾病項目的茫然，即使懷孕到幾個月也無法檢查到，生下了孩子才知道罹患軟骨發育不全症。

身上已經有軟骨發育不全症基因的男性或女性，才有辦法在產前檢查時預防。但事實上，該病症的患者較少結婚，案例也較少。

同時，軟骨發育不全症的女性病患因先天就有骨骼相關問題，生產較困難，有一定的危險度。

醫師小叮嚀

做了所有疾病的產前檢查，
也無法生下 100% 健康的孩子

疾病有千千萬萬種，有些新手爸媽為了求好心切，會希望除了基本的產檢項目，還能再多做些檢查，以確定孩子是完全沒有問題的。但每個檢查都會有盲點，就算全部疾病在產前都檢查了，也無法 100% 確保生下的孩子是完完全全健康、沒有任何疾病的。建議先確認好家族病史、補足營養、保持愉悅心情，等待新生命的到來即可。

普瑞德威利症候群（Prader-Willi Syndrome）

我們傳統社會中，總認為小孩子要養得白白胖胖的才是好的，當我們看到胖胖的，愛吃的，喜歡對人笑的小寶寶時，總覺得特別可愛，特別惹人疼愛。但是其實有時候看到這些時，心中應該要有警訊，這樣的孩子是否患有普瑞德威利（Prader-Willi）症候群，也就是我們常聽到的小胖威利症候群。

這種症候群有多種遺傳模式，在產前檢查時難以發現。正常的父母因為基因突變，15 號染色體產生缺陷而生下這類的嬰兒。由於飽食中樞損壞使人無法感受到飽足感，飢餓不止，吃得停不下來，甚至吃不到東西就會暴怒。同時，還伴有輕、中度的智力障礙與動作遲緩。

小胖威利症候群在台灣算是罕見疾病（發生率約 1/15000 ～ 1/20000 不等），雖然發生率不高但無法治癒，只能靠嚴格的飲食控管與生活管理、職能訓練，來控制患者的飲食以及食慾，愈早發現治療效果愈好。

患童在嬰兒時期軟趴趴的，肌肉鬆軟無力，活力、胃口都很差，需要用鼻胃管灌食。有時常會遇到窒息等餵食困難的情況，且新生兒體重偏低，有生長遲緩的現象。約到了 6 個月以後，餵食困難情況改善，約 12 個月以後，開始會出現無法控制的過度攝食行為，突然爆吃爆喝，只要看到吃的、知道哪裡有吃的就一定要吃，停不了地吃、想辦法去冰箱、垃圾桶等地方找東西吃，過度飲食導致一直變胖（上述發病時間僅為參考，每個人基因的反射不一樣，長到什麼程度才會發病因人而異）。

若不加以制止，他們就會一直不停地吃，有的還會吃到嗆到而死亡，家屬要留意冰箱不放太多食物，垃圾桶收好等等。可愛的是，有的患者為了想要吃東西，自己還學會煮飯。

在身材外貌上，患有小胖威利症候群的孩童較同年紀的孩子矮小肥胖，手與腳掌較同年齡孩子小，通常腳掌會比手掌還要小，臉部會呈現扁平臉、杏仁眼、前額窄、小嘴、上唇薄、嘴角下垂等外貌，皮膚或髮色也會特別淺淡等，另外會有模仿能力低下、生殖器發育不良，甚至會因為過度肥胖而導致患有第二型糖尿病、三高、代謝症候群等，並且此症患者無法生育。

也由於智力發展出現障礙，IQ 低下，時常會對著陌生人露出笑臉，這樣討喜的外貌特徵卻是容易造成父母因此忽略其小胖威力症狀的原因之一。這類患者平均壽命只到 30 歲，而隨者科技的進步，加上越來越多人注意到這個族群，壽命有變長的趨勢。

醫院通常會針對這類患者做行為治療，例如限制飲食、做復健鍛鍊身體等等，預防肥胖、高血壓、脊椎側彎……。此外，限制飲食並不會讓患者不舒服，患者只是飽食中樞損壞，停不了那個口慾而已，其他器官正常，不會餓到分泌胃酸或低血糖。

如果在幼時沒有及早發現小胖威利的症狀，到了青少年時期，孩子會因為無法遏止的飢餓感，而不斷尋找食物以及無法控制的不斷攝食，造成身體過度肥胖。身體的肥胖除了會造成健康的負擔，同時也會因為脂肪造成的荷爾蒙堆積，影響到青春期的生長發育。

面對孩子的成長以及身材外貌，許多家長們見自己的孩子很愛吃，身材胖胖的，往往只會覺得孩子是因為貪吃才導致的肥胖，但如果還有包含肌肉無力、無法停止的覓食行為、學習障礙等症狀，就要開始注意這並非單純的肥胖，很可能是小胖威利症候群。

在台灣，有病患家屬由於孩子身患小胖威利症候群，在陪伴孩子對抗病症以及求診時，發現當時的台灣醫學並沒有關於這方面的相關醫療知識，故將這些遺憾化為大愛，與其他病友家屬一同成立小胖威利病友關懷機構，建立相關管道以及照護資源，幫助小胖威利患者以及其家人。

隨著醫療的進步，現在的台灣對於此罕見疾病症狀也有許多相關的對應治療方式，我也希望透過正確的知識傳播，得以讓更多罕見疾病的孩子能被及早發現，及早治療，還給孩子健康快樂的成長。

羅素 - 西弗氏症（Russell-Silver Syndrome）

羅素 - 西弗氏症（Russell-Silver Syndrome）是一種基因突變造成的病症，主要為特定控制生長的基因調節異常所造成，此症狀為偶發性的，並不會遺傳，患者幾乎都是家族內唯一的個案。有部分患者病因不明，但其症狀是容易診斷的，並且在嬰兒時期就會顯現出明顯的外貌特徵，最大的特徵便是兒童的身材瘦小、發育遲緩，臉呈現下頷尖尖的三角臉，前額如水腦症般凸出（是偽水腦而非水腦），或是下巴短小、咖啡牛奶斑等。患者在經過檢查過後，發現他們在媽媽懷孕時，於子宮內便有發育遲緩的症狀，出生時體重也比正常的新生兒要輕上許多。

羅素 - 西弗氏症三大主要特徵

1. 孩子在子宮內便生長遲緩。
2. 身體左右兩側的骨骼生長不對襯，如長短腿、長短手或是頭骨，通常為四肢最為明顯。
3. 小拇指短且向內彎曲。

當小兒科醫師在問診時發現孩童有此臨床表徵，並且確定在母體中有生長遲緩的症狀時，便會展開相關的診斷與治療，若嬰幼兒時期未被察覺診斷，還是可以透過生長數據去做觀察。患有羅素 - 西弗氏症症候群的孩子，其症狀最大的影響就是在生長發育上，成長數值通常低於生長曲線圖的標準值 3%。

患有此症需要特別注意，可能會有低血糖的症狀，尤其在 6 個月至 2、3 歲時，只要一段時間沒有進食便會有低血糖的症狀發生，所以家長或照顧者需要隨身備有葡萄糖等能緩解低血糖症狀的物品，平日也要注意飲食以及葡萄糖的攝取。患童可能也會有發展遲緩及學習障礙的現象出現，但不影響其智能發展。

由於此症並無完全根治的辦法，只能對於不同症狀給予對應治療，而主要治療著重在身高以及成長方面，對於生長遲緩，在經過醫生判斷後會施打生長激素或其他相應追蹤與治療，但無法因此改善四肢長短不均的現象，雙腿長短差距若超過 3 公分以上，便必須進行相關治療，否則可能會因為長期姿勢不正導致脊椎側彎。

羅素 - 西弗氏症症候群的患童雖然體重不足，會有發展遲緩、學習障礙等困擾，但及早治療，在青春期之後都能逐漸轉好，成年後身高雖然可能會較他人矮，但是身體健康，智力也不會造成影響。

而外貌與發展遲緩與學習障礙的困擾，也應及早施予相關的治療或是心理上的輔導，也要幫助孩子培養對自己的自信，擁有自信，才能讓孩子在與同儕的相處間更加融洽，讓身體與心靈都能健康的成長。

軟骨發育不全症

我們從小就聽過白雪公主的故事，故事中有 7 個很重要的角色，就是森林中負責採礦，性格迥然不同的 7 個小矮人，在現實中，我們也許曾經看到過明明已經是成年人了，身高卻矮小如孩童，四肢短小，頭顯得比常人要來得大的這些醒目的人，他們可不是從童話故事中走出來的，而是罹患了軟骨發育不全症，也就是我們俗稱的小小人兒。

造成軟骨發育不全症的原因是第 4 對染色體發生基因突變，導致人體長骨上的生長軟骨在生成硬骨時發生障礙，使得骨骼無法正常生長，造成患者手腳短小，身材不成比例。軟骨發育不全症的發生率為 1/25000 ～ 1/40000，並無性別與種族之分，幾乎所有患者都可以透過基因檢測的方式找到基因上的突變點。雖然為罕見疾病症狀，但不可因此輕忽，此病症屬於顯性遺傳，有 80% 的患者父母皆為正常，但是在基因突變後，此基因會隨著生育有機會遺傳給下一代，如果父母之間有一方是軟骨發育不全症患者，那麼下一代的好發率便會為 50%，有一半的機會患上此症，若父母雙方皆為患者，那麼下一代的好發率便會更高。

軟骨發育不全症有明顯的外部特徵，在面部上額頭會顯得凸出，鼻梁塌陷，手指粗短呈三叉狀等，在成長上則是四肢短小。也會有併發症，包括水腦、中耳炎及駝背、椎間盤突出等，在生活上也較容易感到疲憊、肌肉痠痛等，同時也須注意營養攝取，避免體重過重。

患者在體能的發展上會有遲緩現象，因為需要花較長的時間發展肌肉，用以支撐他較大的頭部，嬰兒期往往較晚才能掌控頭部的轉動，在學習行走上也較其他孩童要來得晚，但是只要及時透過治療與復健協助，並不會影響到孩子長大後的運動發展。家長需要注意孩童的頭圍大小與腦壓，若有很明顯的變化時，需要進一步進行相關的檢查，治療水腦病症防止腦部被破壞。軟骨發育不全症的患者由於骨骼構造不良，也因此容易遇到有中耳炎的問題，每次感染都應給予及時的治療，否則會有喪失聽力的危險。

也許先天的疾病限制了這些人的身高，但是並不會因此限制他們的視野高度以及發展，外貌上的異於常人也許會讓患者從小到大引來許多異樣眼光，這時家人的陪伴與鼓勵非常重要，能讓孩子拾起信心，我們仍然可以看到許多案例，如軟骨發育不全症患者成為優秀演員獲得獎項，或是成為頂尖運動高手，能培養出自己的一技之長，在專業領域上得到非常好的成就，也能正常結婚生子，在國外有影集正是在拍攝一對小小人兒夫妻，在事業上的努力與成就，還有家庭和諧的經營。

每一個生命都有他的珍貴與特別之處，外貌上的限制並不能成為禁錮靈魂的牢籠，每個人都能創造屬於自己的和諧美滿的人生。

努南氏症候群（Nooan Syndrome）

努南氏症候群的病徵與先前介紹過的透納氏症候群十分相似，

身高較矮小、八字眉、脖子短、蹼狀頸、青春期遲遲不來、第二性徵發育遲緩等，但努南氏症候群與透納氏症候群的不同之處在於，努南氏症候群為基因突變而非染色體異常，所以此病症不分性別，男女皆有可能發生。

努南氏症候群的多數患者雖然家族中並無此病史，但此基因突變會透過遺傳方式傳給下一代，如果父母中有其中一方患有努南氏症候群，所生育的後代有 50% 的機率同樣患有此症，若父母有此基因缺陷，可透過產前檢查來進行診斷寶寶是否同樣患有此症，而如果父母皆正常，孩子屬於偶發的基因突變，則很有可能被忽略。

努南氏症候群的外貌特徵在嬰兒時期最為突出，會隨著年齡的增長使得這些特徵越來越不明顯，在產前檢查與嬰兒時期如果醫生沒有相關經驗，很容易被忽略。在診斷時，當我看見小朋友身材矮小，有漏斗胸、青春期發育遲緩等表徵，便會透過基因檢測去診斷是否為努南氏症候群。

努南氏症候群患者除了需要接受生長發育以及青春期遲緩的相關治療外，有些患者會有心臟方面的疾病，男性可能會患有隱睪症，患者也可能會有語言與智力發展上的障礙，都需要及早對症治療。

努南氏症候群患者的壽命與普通人相同，但是由於併發的多種健康問題都有可能導致壽命的衰退或是生命的消亡，需要多加注意身體的健康症狀，尤其是心血管方面的疾病。

6 心理不健康，生理哪會長

不是只有遺傳基因、營養、疾病等因素會影響孩子的成長，心理因素也是影響生長發育的絆腳石之一。

現代社會發展迅速，家長們每天都要面對許多生活與工作上的壓力，敏感的孩子也同樣會面臨許多不同方面的心理壓力，這些來自外部的心理影響，都會間接的影響到孩子的生理。如不和睦的家庭環境、課業壓力，學校同儕間的相處壓力等等，都有可能潛移默化地從心理影響到生理，會造成食慾不振、睡眠品質不佳、腸胃不適，甚至是抵抗力低下等問題。

而心理上的壓力也會造成人體體內許多機制無法正常運作，在成長的重要時候，如果身體無法健全運作，那麼又如何能及時長高呢？

心理學上，有一種相關疾病被稱作情感遮斷性身材過矮症，這些患者沒有疾病、營養攝取足夠，但卻長得比同年齡的人要來得嬌小。不僅身高不高，體重也不足，在經過調查後，會發現這是因為長期處在對孩子有巨大壓力、缺乏母愛，甚至處於攻擊、虐待的環境，而導致下視丘、腦下垂體受到情緒影響，引起腦下垂體減少分泌生長激素。這樣的孩子子甚至會有智力發育遲緩、人際關係不協調等情況。

而沒有安全感則會造成孩童在睡眠時容易驚醒，影響睡眠品質，也同時影響生長激素的分泌。國外研究發現，這些孩子被帶離造成壓力的環境後，通常都能迅速地開始成長，恢復正常生長水平，但是一旦又回到那個環境，成長便會倒退回遲緩狀態。

這些自小帶來的心理壓力，同時也會深深地影響到孩子的性格以及未來發展。所以孩子心理的發展同樣不該被忽略。

壓住了情緒，也壓住了成長發育

面對身高問題，除了遺傳、營養、運動以及睡眠外，還有一個關鍵因素是很容易被忽略的，那便是外在或內在的「壓力」。

很多大人總會說：「小孩子只有讀書，哪裡來的壓力？」大人每天面臨工作、環境、金錢的壓力，小孩子每天也都要面臨著課業、同儕、環境等各種壓力。壓力不是只屬於大人的專有名詞。

根據兒童福利聯盟 2016 年的「台灣兒少心願與煩惱調查」報告結果顯示，有近 8 成的孩童對生活感到煩惱，而最大的煩惱與壓力來源便是課業壓力，並且會因此感到焦慮，進而影響睡眠品質。到了 2017 年，兒童福利聯盟的「兒童福祉調查」報告中，在兒童主觀生活滿意度、親子／家人的相處陪伴以及非常喜歡上學的人口機率都要比 2016 年要來得退步，在兒童心理層面雖然比起往年略有進步，但是仍有一成的兒童表示自己煩惱無人懂得、意見不被尊重。

成績與成長的失衡

許多孩童在國小時為了能考上好的私立國中，小小年紀便必須經歷繁重的補習課程，回到家後寫完作業往往已是深夜。在我的門診裡，長期追蹤的許多兒童中，從國小開始便在晚上 11 點、12 點才能休息入睡的不在少數，到了國中、高中，升學壓力更重，甚至有的孩子到了凌晨 2、3 點才能休息入睡。加上學校中同儕、家長、老師間的相處造成的摩擦，這些種種壓力都會導致兒童陷入焦慮或是憂慮，進而影響兒童的睡眠品質，使得不良的睡眠影響了人體生長激素的分泌。

除了課業之外，在國內外也有許多因為心理壓力等原因而造成的心因性發育遲緩，在國外曾有案例因為父母離異造成的心理傷害，而導致孩子 1 年裡完全沒有長高的趨勢，甚至也有因為家庭加諸在孩子身上的壓力（或是暴力），導致孩子因為心理壓力過大，進而影響了體內激素的分泌，所以導致了心理性發育遲緩，這些案例在經過心理治療疏導後，都回到了正常的成長速度。

另外，情緒與心理壓力也可能會導致孩子的胃口不好或是腸胃消化不良，使得食物營養無法吸收，也會影響到成長發育時的營養攝取。

壓力無處發，長不好的兇手現形了

許多孩子因為對於環境、自身以及心理知識的理解不足，所以並不能瞭解自己其實是處在過多的壓力當中，更無法自己找到紓解的方法，若在此期間並無遇到關心、幫助他的人，很可能就會讓心理壓力因為無處排解而惡化，影響內分泌與成長外，更有可能給孩子的心理造成無法挽回的傷害，影響的將會是孩子的一生。

所以父母在擔憂孩子的課業與未來發展之餘，也需要家長的慧眼來觀察孩子的身心狀況，孩子的哭泣、安靜或是叛逆，都有可能是他想要給外在的警訊，身為父母應該要更加注意以及傾聽。

在紓解壓力上，父母可以陪伴孩子培養課業之外的興趣或是運動，藉由興趣轉移對壓力的注意，透過運動紓解平日的壓力，同時也可以藉此增近親子間的關係。

孩子的共同壓力來源

生活、學習壓力 許多父母為了不讓孩子輸在起跑點，安排了很多課程，強迫孩子上各種才藝班等，使人感到壓迫，都會對成長產生不良影響。

飲食作息要求 要孩子多吃些營養的東西，但他就是不愛吃又挑食，要靠哄著、逼著吃；要孩子早點睡覺，他就是不聽，想要跟姊姊玩卻被爸爸修理。一邊沒有達到父母期望，另一邊沒有滿足孩子飲食與玩樂的需求，造成雙方壓力。

夫妻教養觀不同 無論是幼兒或青春期對情緒都很敏感，若夫妻感情不睦，孩子都看得出來，很容易造成心理壓力影響發育。重點是雙方的教養觀要先溝通好，若一方覺得「他快樂就好」，採取放任制度；另一方認為「應嚴格管教」，要求他做各種事情，孩子無所適從，不知道要聽誰的，甚至會有「雖然媽媽說每天要吃青菜水果，外加跳繩 500 下。但爸爸沒要求，那我就不做了」等念頭，開始鑽漏洞。

2 ～ 6 歲（幼稚園）的主要壓力來源

分離焦慮 這是幼兒最常見的壓力來源。孩子在這個時期到了新環境、離開平常熟悉的褓姆，常會哭鬧、焦慮，但只要父母師長給予足夠的關愛，慢慢就會消除了。

成人的情緒發洩 雙薪家庭工作壓力大，父母容易將情緒發洩在孩子身上，只要孩子一不順自己的意就覺得煩，不小心大聲斥責。但這個時期的孩子還不會察言觀色，想要陪伴或身體不適等又不太會表達，常會用哭鬧表示，加上心思比較敏感，一被父母教訓就很受傷，而父母又因工作壓力大不小心教訓過頭，使幼兒壓力更大，造成親子關係破裂。

6 ～ 12 歲（國小）的主要壓力來源

成績、同儕間的比較 離開了幼稚園，父母在這個時期開始要求成績，送孩子去補習班。也容易跟同儕比較，這時承受學校的壓力比較多。

13～18歲（國高中）的主要壓力來源

課業、成長兩頭燒 這個時期是學生壓力最大的時候，考高中、上大學，課業壓力大，又最在意同儕的眼光。在這段成長最重要的時間，應該要多吃、早睡、多動，但他們常常補習、熬夜念書、晚睡早起、無法顧及營養，形成一種生理需要與現實差異的矛盾狀態。加上長時間在外父母管不到，許多學生靠吃垃圾食物來紓壓，隨手可得的速食店、飲料店，讓油炸物、甜飲等不斷下肚，容易長不高，而長不高又被父母唸，形成惡性循環。

雙方不理解，「親子壓力鍋」要爆炸了！

「你那麼嬌小，要多吃、多跳繩啊！」「我不要！我就是不想運動！」診間中常不乏出現這樣的對話。這些看似簡單，但做起來難。許多父母覺得自己很高，嫌棄孩子太矮而不斷施壓。若不讓孩子自己去面對這個問題，只是一昧的命令的話，他們往往不明白為什麼要吃、要跳，不想運動、不配合，容易產生抗拒心理，把它當成功課，做得茫然、被逼著做、敷衍著做。

孩子頂著龐大的壓力，揹負著父母的期許，越被逼著吃、逼著做運動，越做不好；父母看到孩子這樣，擔心他長不高，更有壓力了，要求更多。雙方壓力加乘下，就像一個壓力鍋，親子關係隨時都要爆炸，心裡都這麼不快樂了，更不用說長高了。

有效溝通，才能頭好壯壯

成長應該要是很快樂的，父母要好好花時間溝通，瞭解孩子「為什麼不喜歡吃青菜？不想喝牛奶？」，說明「為什麼要跳跳繩？」、「為什麼要你吃這些東西？」在健康的路上一起學習，相互理解，發自內心的願意好好執行，才會有最好的效果。

在診間也是，我不會給孩子很大的壓力，一定要他做什麼、不能吃什麼，著重在不厭其煩地解釋，好好講道理他就會懂。「原來我早睡生長激素就會出來」、「原來多跳繩就可以長得更高」……孩子知道原理後，對自己產生期待，願意自動自發地運動、好好地吃，這比只靠父母期待的效果好了千萬倍。

陪伴，就是最好的解藥

幼兒和青少年的壓力表現相對複雜，跟家庭背景、父母親的教育、期許都有關。常聽到「青春期就是很難管」之類的話。認為孩子叛逆、放棄管教，或者不知道該如何是好，但這段時間反而更要陪著他度過所謂的叛逆期。要先試著溝通，瞭解孩子的壓力來源，把他當作朋友，而非以上對下，用長輩對晚輩的心態又罵又打。如果一直把他貼上小孩子、屁孩的標籤，親子關係的牆只會越築越高，難以突破。

適時忽略，加深耐心

我常和家長說：「要適時忽略他。」你明明知道孩子就是要擺那副嘴臉給你看，反而不要處處跟他計較。首先自己必須要耐心承受他的狀態，試著溝通、和他當朋友，不要想著「你為什麼一定要用這種情緒和我說話！」一、兩句話就抓狂，在很多事情上不罵他、不責備，他才願意和你分享學校的事情。你也才知道問題在哪裡，而不是一味的貼上「青少年就是這樣子」的標籤。

父母都要用愛的方式來教育，問題是愛的方式千千萬萬種，「愛」和「溺愛」又只有一線之隔。你有耐心跟他聊天，是愛的表現，但什麼都不用跟他計較，或者任由他做任何事，就是溺愛了。又如滔滔不絕一直講道理，對孩子也是一種壓力。「沒有完美的父母，也沒有完美的孩子。」親子間最重要的是一起成長、溝通，找出孩子的問題點，否則他不願意坦承，問題也沒辦法解決。很多父母會覺得：「我哪有那麼多時間，下班累得半死。」工作與家庭的平衡永遠是必修的課題，若一直抱持上述心態，親子問題只會越來越嚴重，更不用說健康成長了。

心理變化怎麼看，主要照顧者最知道

兒童的心理變化通常只有主要照顧者能看出來，也就是相處時間最長、最親近的老師、褓姆等。孩子在外人面前一般表現得與親近的人不同，較難看出真實的狀況。若外人能輕易判斷出異常的話，代表症狀已經很嚴重了。例如：怎麼叫他都不理人、大哭大鬧等等。有些小朋友可能有自閉傾向，眼睛沒辦法跟人對視；或者過動，情緒認知有問題，摔東西、大吵不止，怎麼哄都停不了。

有的媽媽會說：「他在家裡不會這樣，可能是因為見到陌生人的關係。」這就是主要照顧者和陌生人的差別。工作繁忙的家長往往不是主要照顧者，常和醫師轉述：「褓姆說他都不肯吃東西，亂打人」、「老師說他最近怪怪的，都不理別人，教他東西也不肯學」……。

孩子對不同人的表現都不一樣，例如：相處時間最長的主要照顧者、每天都見到但不常相處的父母、第一次見到的陌生醫師……不嚴重的情緒症狀是很難發現的。

而觀察青少年的重點是要和平常比，若平時就安靜，現在話少就不算異常。再來最直接的就是成績單，成績退步不是指標，但至少可以發現「他怎麼突然不想念書了？」等現象。跟平常比分數突然大幅退步、容易頂嘴，跟兄弟姊妹吵得很兇、一回到家就什麼都不管，把自己關在房間裡打電動、看色情網站……若出現種種反常，極端的行為，就需要留意了。否則孩子一早就去學校，下課就去補習班，很晚回家，有狀況時很難發現。

最後，父母還是要盡量花時間陪伴，或者常詢問褓姆、老師，密切關心孩子的狀況，透過長期觀察、蒐集資訊來瞭解，這也是我長久以來的育兒觀。

7 寶貝有多高，父母是關鍵

很多爸爸媽媽會問我，明明看過有些家長的父母不高，但孩子卻超越父母身高，或是父母明明很高，可是孩子卻長得矮小，甚至親戚間的孩子們站在一起，馬上就出現了明顯的身高落差。「到底父母的身高是不是決定孩子成長的關鍵因素呢？」

我的回答是：「是的。」

孩子的身高與父母的遺傳有很大的關係，父母遺傳佔小孩身高影響達 75 ～ 80%，但不要因此而氣餒，還有 25 ～ 20% 是靠後天的努力來影響的，只要把握好，孩子一樣也能高人一等。遺傳身高其實是有公式可以計算的：

身高預測公式（最終可以長到的身高）

男　（爸爸的身高 + 媽媽的身高 +11）/2+-7.5cm

女　（爸爸的身高 + 媽媽的身高 -11）/2+-6cm

（根據台灣衛生福利部提供之資料數據使用 ±11，但於不同場合或是不同數據下，會出現 ±11 ～ 13 的狀況。）

透過公式的計算，可以讓我們更清楚孩子可能的身高範圍。孩子的身高來自父母與家族的遺傳，每個家庭的身高條件都不一樣，怎麼能和同儕、鄰居比呢？而全臺同齡小孩的平均身高，是透過好幾個孩子的採樣、平均而來的，用全臺同齡小孩中，平均每 100 個小孩中的排名呈現，但一個班上頂多 20、30 個人，沒有那麼多人可以採樣，這樣比怎麼會準確呢？

若孩子在班上算高，但看父母的身高，可能會發現他已經偏離生長曲線了，高度還是不足，要看孩子的身高是否在曲線圖的軌道上，若偏離軌道，就要多加留意，並詢問醫師，來看看下面的案例。

範例：甜甜長得夠高嗎？

甜甜身高的相關數值

爸爸：178cm		媽媽：169cm	
年齡：9 歲	性別：女	身高：136.1cm	體重：27kg
全臺平均身高排名：在 100 個 9 歲幼兒中為前 25 名			
全臺平均體重排名：在 100 個 9 歲幼兒中為第 50 名			
身高預測計算：（178cm+169cm-11）/2=168cm			
身高範圍：162cm ～ 174cm（168cm+-6cm）			

甜甜的身高排在全臺平均的前 25 名，看似長得很好，但只要畫在曲線圖上，就會知道以她的父母遺傳來說身高是不夠的，數值沒有在曲線軌道上：而身高排得前面，體重卻排 50 名，代表身高與體重的比例沒有相符，有可能是她吃太少，或者營養還不夠。「看起來沒問題，一看量表就知道有問題」，這就是看量表、曲線的最大意義，表面上好好的孩子，跟量表一比對就能知道問題在哪裡。

醫師小叮嚀

和自身條件比較才是判斷的基準

孩子是獨一無二的，不能和他人比，健康也是，要跟著自己父母、遺傳的條件去比較，這就是為什麼要用孩童成長的發育量表去判斷。「你看！我女兒在班上很高啊！」相信你我都聽過類似的話，很多父母認為這樣就是長得好。但這樣太粗略了，每個父母的身高家族條件都不一樣，不能將孩子和班上的同學比較。

Q：若父母身高比較矮，孩子想要長得比平均身高還高，是有可能的嗎？

A：看父母身高是否為最高值，若已為最高值，不可能突破太多。

第一個要看父母的身高。若用父母的身高算出來的女孩身高預測中間值是 150cm，代表在 +-6cm 的情況下，孩子可以長到 144 ～ 156cm。第二個要看遺傳身高，看父母兄弟姊妹的身高，因為有可能父母沒有長到他們遺傳下來應該要有的高度，但其兄弟姊妹有達成。例如：媽媽150cm、阿姨 160cm；爸爸 165cm、叔叔 175cm。代表爸爸媽媽後天長不高，沒有長到外公外婆和爺爺奶奶遺傳的正常身高，則孩子就有可能比預測的還高。這樣女生的最終身高預測公式，就要把爸爸換成叔叔的身高、媽媽換成阿姨的身高，也就是「（叔叔的身高 + 阿姨的身高 -11）/2+-6cm」，這樣才是最準確的。

最後可以再往上推，看爺爺奶奶和外公外婆的身高。若孩子的父母沒有長到遺傳到的高度，也就是經由爺爺奶奶和外公外婆的身高算出來的身高預測中間值後，女生低於 -6cm，代表孩子的父母比他們應該要長到的身高還矮，則孩子就有可能長得比身高預測值的範圍還高，因為孩子的爺爺奶奶和外公外婆算出來的身高預測值其實並沒有那麼矮。

但若父母的身高皆在正常值，想要突破 +6cm 也不可能突破太多，如果父母算出的身高中間值是 150cm，孩子要長到 162cm 是不太可能的，因為遺傳的基因已經定下來了。

每年要長多高才夠？ 1 年 4 公分是正常的嗎？

不正常，年齡與年生長率表只是基準。各年齡的年成長率都不一樣，1 ～ 6 個月長最快，1 年長 18 ～ 22 公分；4 ～ 9 歲長最慢，1 年約 5 ～ 6 公分。1 年長 4 公分低於了人一輩子長最慢的數值，一定不正常。

有些性早熟兒童的年成長率會高於平均值，例如：別人 11 歲時才有的年成長率，他 8 歲已經有了，或者從 5、6 歲就開始發育了，骨齡偷跑 3 年，提早關閉，當然就會比同齡人還矮許多。

要留意，這些是參考值，例如：1 歲應該要 1 年長 11 公分，但有人長到 10 ～ 12 公分也是正常的，還是要根據每個人各自的曲線圖，切勿全信基準。

年齡	年生長率（公分 / 年）
1 ～ 6 個月	18 ～ 22cm
6 ～ 12 個月	14 ～ 18cm
1 歲	11cm
2 歲	8cm
3 歲	7cm
4 ～ 9 歲	5 ～ 6cm
青春期（女）>11 歲	6 ～ 12cm
青春期（男）>11.5 歲	7 ～ 14cm

8 肥胖或營養不良，成了生長發育的絆腳石

我們常常會聽到老一輩的人說，孩子要胖胖的，以後才會長得高，所以總是會不斷的讓孩子進食。我的助理也與我分享過，在她的成長階段中，也聽過有長輩說：「小孩子肚子上胖胖的肉是為了讓未來成長時抽高用的。」這些觀念在我看來都不全然是正確的。

很多老一輩的總說：「小時候胖不是胖。」我會說：「小時候胖就是胖。」若放任導致肥胖的飲食與生活方式成為習慣，造成人體內肥胖細胞不斷生長，只會使得孩子越來越瘦不下來，除了影響小時候的生長發育外，成年後可能會使罹患心血管、糖尿病等慢性疾病的風險增加。這些對身體有害的習慣與肥胖細胞都會繼續影響著下一代、下下一代。所以我們必須積極的重視兒童肥胖問題。

「胖胖的居然不好，那瘦呢？」現代許多年輕的爸爸媽媽因為受到了影視產業的影響，反而覺得瘦的體態才是好看的，甚至會控制孩子的飲食，要求孩子不正常的減肥、減重。過瘦與營養不良同樣也會造成孩子成長與健康的問題。

孩子的身高體重是否正常，身體是否健康，是不能靠目測來判

斷的，還是需要透過專業的評量工具與醫學工具才能判斷小朋友是否健康或是過胖、過瘦。

醫師小叮嚀

「先長胖，再長高」錯！

身高和胖瘦這兩類與青春痘不太一樣。大人和小孩的胖是完全不同的概念，多數成人的肥胖才會因在意與否而去就診，擔心太胖、太醜交不到另一半，或者為了追求健康而就醫。

但兒童不一樣，對正在發育的孩子來說「胖就是不對、不健康的」。孩子一定是先長身高才長體重，若把先「橫」向發展視為正常現象，認為「現在胖沒關係，以後再長高就好」，對孩子胖而不理，不但嚴重忽視健康，同時也會導致孩子長不高。青春期的胖，多為家長發現孩子偏離生長曲線、體型不對勁等而來看診，所以本書開宗明義表示要看得懂圖表，跟全臺平均與爸爸媽媽的條件比對，才知道孩子什麼叫真正的胖與瘦。

如何判斷孩子的體態是否健康

要判斷孩子的體態是否健康，最容易的方法是透過學校的常態健康檢查，學校會根據檢查結果告知家長目前孩子的體重、視力等測量結果是否在正常範圍內，也有些學校會告知更進一步的身高與成長問題，讓家長帶孩子進行相關的檢查與治療。

最簡單迅速的方式是透過身體 BMI 數值來推斷小孩目前的體態狀況，而小孩與大人的參考數值是不同的。關於針對孩子的 BMI 數值量表，詳見 P.154「吃得好，才能長得好」。

以年齡 10 歲，身高 130 公分的孩童為例。

假如孩子的測量所得的體重為 35 公斤，以成人的體態分布換算下來，數值是正常的，可是當我們用兒童 BMI 去計算，得到的答案是 20.71，回推兒童 BMI 表格，就會發現其實孩子的體重已經超標了。

但難道體重就是唯一的判斷標準嗎？

重量相等的脂肪與肌肉，脂肪約比肌肉大 15.3%，但它每公斤消耗的熱量卻比肌肉少。

而有些人因為體質的關係，看起來很體態很纖瘦，但其實體內大多都是脂肪而非肌肉。所以除了體重外，還可以透過體脂測量，來掌握孩子體內的脂肪比例，全面瞭解真實的健康狀況，才能在後續的調整與追蹤時，適時調整飲食內容與運動量，不讓孩子長了脂肪而不長肌肉。

明明都有吃，為什麼還是會營養不良？

現代都市的生活便利，街頭巷尾都有小吃店、餐廳、攤販，隨處可見的便利商店中也販賣著各式食品，食物的取得十分方便，所以也造成了現代都市人逐年攀升的肥胖問題。那麼為什麼還是會有孩子有營養不良的狀況呢？明明三餐都有正常吃，為什麼孩子永遠總是瘦巴巴的？是不是營養不良？如果真的是營養不良又該怎麼辦？

很多人會認為營養不良就是表示吃得不夠多，或是熱量、蛋白質等攝取不足，但在面對孩童的營養狀況時，實則並非如此。事實上，營養不良除了營養不足外還包含了營養過剩這兩方面。

嚴重挑食、偏食或是不好的飲食習慣都是可能造成營養不良的原因之一，我們發現長期偏食的兒童，容易出現正餐時食慾不振、非正餐時偏愛零食點心、抗拒吃某種食物等狀況，這些不好的飲食習慣，可能是因為家長的飲食觀念不正確、或是家長教導孩子飲食時使用不正確的互動方式，例如：強迫餵食、過度責罵、零食鼓勵……造成的。

過度偏食可能造成孩子因為營養攝取不足而身材瘦小，也有可能因為過度偏食又大量飲食，使得該得的營養吃不到外，還過度肥胖。

有好好吃卻吸收不良，小心腸漏症

除了偏食與飲食習慣問題，家長們還要注意孩子是否有腸漏症。

腸道是人體的消化器官，也是負責吸收食物營養的重要器官，而腸漏症則是因為腸道黏膜破損，使得細菌、病毒進入體內，引發身體的免疫反應，使得白血球對人體器官進行攻擊。會導致孩童免疫力下降、食慾不振、消化不良、注意力不集中，長期下來就有可能造成身體營養無法正常吸收，使得營養不良影響到成長發育。

在門診時，當我遇到追蹤的孩子飲食狀況都正常，但卻仍舊出現營養不良的症狀時，便會透過抽血與糞便採撿，來找出孩子是否有腸漏症的症狀。

引發腸漏症的可能因素之一便是慢性食物過敏，造成孩子過敏的食物被攝入後會刺激腸胃，進而導致黏膜破損，成為腸漏症。在糞便採撿中，也可以得知到孩子吃下的食物中，有哪些是沒有被吸收或是少被吸收而變成糞便排出的。當檢測找到原因後，便會進行相關治療，幫助腸道恢復健康，讓營養得以正常吸收。

肥胖與營養不良對生長發育的影響

對成長期的孩子而言，營養尤其重要，但是不管是吃了太多，或是攝取不足，都會對身體造成影響，很多影響不只在成長發育方面，更可能會影響孩子一輩子的健康。

肥胖除了會造成我們所知的心血管疾病危險外，對於成長發育中的孩子，也會因為脂肪中的荷爾蒙堆積，使得生長發育提前，造成性早熟，使得骨齡超前，生長板提早密合，造成身高發育停滯。同時造成肥胖的飲食習慣沒有戒除，更會從此影響到孩子長大成人後、成家立業後，使得不健康的習慣代代相傳。

營養不良對人體同樣也有重大的影響，身體長期缺乏營養，對成長中的孩子而言，最直接的便是影響到成長發育，在最該需要營養的時候營養缺乏，使得成長遲緩。也會因為體內缺乏可以保護人體的肌肉與脂肪，變得身體無力以及畏寒，會因為熱量不足，導致體能低下，容易感到疲憊。營養的缺乏同樣也會影響到孩子的專注度與情緒控制，會變得上課不容易專注，容易打瞌睡或是不專心，或是情緒較為起伏不定。種種因素下來，更會使得身體抵抗力低下，影響到自體免疫系統以及身體器官的健康。而過度肥胖或是長期營養不良也都會導致呼吸道問題，以及器官健康問題。

在我的門診，不管孩子是過胖還是過瘦，時常會遇到需要控制孩子飲食的家長。會與我反應孩子就是會吵著要吃或是不吃，家長被吵得不行，也心疼孩子，往往就會妥協。家長面對孩子的終身健康問題時，除了要瞭解孩子真正需要的營養外，自己也要學會正確的觀念，只有家長有正確的觀念才能教導與影響孩子，讓孩子學會如何正確與食物相處，瞭解身體健康與營養的重要性，擁有一輩子的健康。

PART 3

明明長很快，為什麼最後卻比別人矮？——認識性早熟

勿以突然抽高而欣喜，

小女生乳房隆起、小男生睪丸變大，

提早發育，骨齡加快關閉，

一時變高，最後卻矮，

小心性早熟找上你家寶貝。

1 性早熟是什麼？

現代社會科技發展迅速，社會壓力卻逐漸龐大，我們的生活環境也逐漸複雜，也導致我們越來越容易忽略自身或是家人的身體健康，而許許多多未知的加工食品與環境污染，也時時刻刻都在影響著孩子的成長。

現今食物取得十分方便，獲得營養相對容易，對於身體健康、身高與遺傳社會大眾也有一定的認知，對於孩子的成長應該更容易能夠掌握，可真實狀況卻不然。

很多時候我在為孩子進行測量時，會發現很多孩子在國小時，就已經開始有乳房等第二性徵的發育，或是身高與同儕相比特別高的情況，但很多家長卻會誤以為這是孩子營養攝取充足，成長迅速的表現，非也，這其實是「性早熟」。

現在「性早熟」的現象變得越來越普遍，成為無形之中影響孩子成長的關鍵因素之一，但很多家長卻往往忽略了，甚至在聽到「性早熟」時會表現出抗拒與不信任的態度。

「性早熟是什麼？」「與青春期發育的關聯又在哪裡？」「是

什麼造成性早熟？」本章節就來解答家長們對於性早熟的迷思與疑問。醫學上對於性早熟有明確的定義，當孩子出現以下三種狀況時，醫師便會安排檢查，來區分是中樞性性早熟或是周邊性性早熟。

性早熟的定義

1. 性徵發展提前 女孩在 8 歲出現第二性徵的成長，或是 10 歲前迎來初經，以及男孩 9 歲前就出現第二性徵的變化。

2. 骨齡超前 骨齡比實際年齡超出兩年以上。

3. 荷爾蒙超標 體內的荷爾蒙超過該年齡的標準值。

性早熟類別

中樞性性早熟（真性性早熟） 由於中樞神經下視丘腦下垂體提早進行性荷爾蒙的活化，導致第二性徵提早發育。

周邊性性早熟（假性性早熟） 腦下垂體並沒有進行性荷爾蒙的分泌，而是由於其他病理性或是外在環境刺激而導致孩童體內性荷爾蒙的堆積，使得第二性徵提早發育。

根據研究，女孩出現性早熟的比例與為男孩的十倍，遠遠大於男孩，但也不可因此忽略男孩的身體變化。而女孩的中樞性性早熟多半找不到原因。

女孩的第二性徵較容易觀察，在外貌上即為乳房發育，發育時會有腫塊感，在施力觸碰時可能會感到疼痛，且可能在陰部會長出細小陰毛。但男孩的第二性徵發育往往比較難發現，第二性徵發育從睪丸變大開始，由於現代的孩子到一定年紀後，往往都已可以獨立洗澡，父母便少能接觸到孩子的軀體，也較難觀察到。在醫學上，醫師會測量睪丸的體積或直徑，體積大於 4 毫升或直徑大於 2.5 公分就代表可能已經開始發育，若不知道怎麼判斷可以請教專業醫師。

睪丸發育對照表

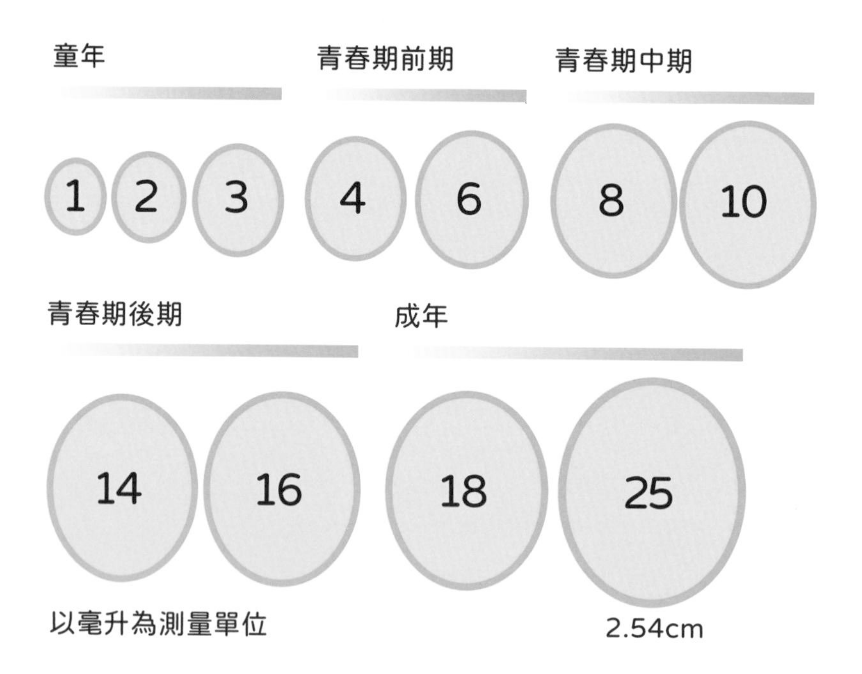

性早熟會加快骨齡關閉，造成孩子提早長身高，若骨齡關閉就沒辦法再長高了。這種症狀不看生長曲線，而是第二性徵，即乳房與睪丸，通常女生會在 10.5 ～ 14 歲發育乳房，若女生在 8 歲前乳房

發育，男生在 9 歲前睪丸發育，就會懷疑是性早熟。此外，乳房大小和遺傳有關，跟時間無關，約 10 歲半才會發育。大部分家長都有概念了，例如 8 歲前，約一、二年級時，發現孩子乳房發育了，就會擔心是否為性早熟而去評估。

治療性早熟時，要讓荷爾蒙、水分代謝掉，做跳跳繩、打羽毛球等運動。讓孩子先長身高，使骨齡不要那麼快關閉。以下「黃金成長 6 撇步」都可以幫助治療性早熟。

黃金成長 6 撇步

1. 21:00 ～ 22:00 前睡覺

入睡 90 分鐘後，接近 23:00 時生長激素分泌最旺盛。

2. 攝取高蛋白食物

牛奶、魚類、蛋、瘦肉類、黃豆製品（豆腐、豆干）。

3. 補充含鈣食物

每天喝 500c.c 全脂牛奶，多吃小魚干、蝦米、黑芝麻、豆干、深綠色蔬菜。

4. 多吃含鋅食物

糙米、胚芽米、瘦肉類、蝦仁、牡蠣、蛋黃、芝麻、南瓜子。

5. 餐間不吃油炸食物與甜食

避免咖啡因、茶類、含糖及碳酸飲料。

6. 每天運動 30 分鐘、跳跳繩 500 下

每天日曬 15 分鐘。

2 為什麼會有性早熟？

造成性早熟有諸多因素，除了遺傳原因外，中樞性性早熟患者中約有 90% 的女孩屬於特發性，即原因不明，而有 70% 的男孩可以找出先天或是後天的病理性原因。

除了病理因素，後天的飲食、營養、環境等都會造成影響。以下，就從病理、後天以及環境荷爾蒙等因素來帶領家長認識性早熟的成因。

病理性原因

周邊性性早熟多為內分泌腺體出現問題為主要因素，大部分為病理性原因，例如腎上腺增生症、腎上腺腫瘤、卵巢腫瘤、睪丸腫瘤等，這些因素都會造成體內內分泌與荷爾蒙異常，進而導致孩童性徵提早發育。

這些病理性的原因，除了影響生長發育外，也與孩子的身體健康息息相關，不可不重視。

後天因素

在後天原因造成的性早熟中，肥胖是很重要的影響因素之一。不論是男孩還是女孩，影響身高與性早熟的關鍵因素都在於女性荷爾蒙，而女性荷爾蒙會囤積在肥胖的細胞內，身材越是肥胖，體內的脂肪肥胖細胞愈多，囤積的女性荷爾蒙就愈多，進而刺激生長板的發育，造成其提早發育與閉合。

從生活中我們就可以觀察到，許多身材較為肥胖的孩子，在同年齡的孩子中，身高往往也是較為突出的，但是當真正到了青春期時，身材肥胖的孩子身高卻再也沒有成長了，逐漸被其他孩子超越，這便是因為肥胖而造成的生長板提早發育與閉合。此外，也因為女性荷爾蒙的屯積，造成男孩易有男性女乳症的發生。

認識荷爾蒙

在瞭解環境荷爾蒙之前要先認識荷爾蒙。荷爾蒙醫學上又稱為激素，為內分泌腺所製造的身體之間，各器官用以傳遞訊息的化學分子，會藉由血液傳遞到細胞與器官，使得身體得以正常運作。如甲狀腺荷爾蒙可以維持身體日常生活的活躍，副甲狀腺荷爾蒙則與血液中的鈣質有關，腎上腺素與身體的爆發運動有關，而胰島素則可以控制血糖濃度。透過荷爾蒙的傳遞能控制身體細胞與器官運作，從體內代謝到外在的毛髮生長，甚至連情緒都與它息息相關。

其中，性荷爾蒙與人體青春期的成長最為相關。青春期時，生長激素與性荷爾蒙都會增加，從而促進生長。但荷爾蒙的劇烈波動也同時會影響到孩子的心理與情緒表現，我們常說的叛逆期正是因為如此。

性荷爾蒙由腦下垂體分泌，當孩子進入青春期後，腦下垂體會分泌黃體素與卵泡刺激素，刺激睪丸或卵巢發育，也影響身體外貌，如女性乳房發育與男性喉結、鬍鬚生長。身體的成長與荷爾蒙都會使得骨頭上的生長板逐漸關閉。

同時，青春期也是孩子成長最關鍵的時候，從身高、外貌到自我認同，都會深深影響孩子成年後的發展。

隨著科技與生活型態的改變，環境荷爾蒙的影響逐漸被討論，許多學者、醫師，開始呼籲大眾要注意環境荷爾蒙帶來的健康危害。環境荷爾蒙到底是什麼？又是怎麼樣無聲無息地影響人們？小朋友們的性早熟是不是環境荷爾蒙造成的？這一節就來為大家說明。

認識環境荷爾蒙

環境荷爾蒙（environmental hormone）又被稱為「內分泌干擾素」（endocrine disrupting chemicals），用以統稱這些類似於生物體內荷爾蒙的化學物質。

環境荷爾蒙的種類繁多，包含農業用殺蟲劑（例如：DDT、Mirex、α-六氯環己烷等）、工業用化合物（例如：雙酚 A 等）、塑化劑（例如：鄰苯二甲酸酯類）、金屬（例如：鉛、鎘、汞等），或燃燒化學物品時所產生的附加物（例如：戴奧辛等）等等。目前已知的環境荷爾蒙有 70 多種，其中農藥就佔了 40 多種。這些環境荷爾蒙有可能隨著雨水、氣流甚至是食物鏈而進入人體，對人體健康造成傷害。這些環境荷爾蒙對人體與環境造成的影響，讓許多國家紛紛重視。

環境荷爾蒙與人體的健康關聯

由於環境荷爾蒙的組成與生物的荷爾蒙十分接近，當環境荷爾蒙隨著飲食、空氣等因素進入人體後，會使人體細胞無法分辨這些外在荷爾蒙與人體所生成的荷爾蒙，從而抑制或干擾人體內原本的荷爾蒙分泌，進而改變生物體內的內分泌、神經系統與免疫力等運作，造成健康異常。包括女性子宮病變、乳癌，男性的不正常性發育、生育力下降，甚至是前列腺癌、睪丸癌，或是腦下垂體與甲狀腺的病變、神經病變等。

環境荷爾蒙對於懷孕期的胚胎影響甚大，可能會影響嬰兒神經發育、免疫系統不良、生殖能力低下等問題。

環境荷爾蒙與性早熟的關聯

環境荷爾蒙進入人體後最直接影響的便是人體的原荷爾蒙分

泌，從而造成人體內分泌異常，對成長期的小朋友來說，最直接的影響便是身體的發育。這些荷爾蒙便如同女性荷爾蒙，會刺激小朋友身體提早發育，造成性早熟，性早熟又會使生長板提早閉合，造成孩童身高發展提早受到限制。

生活中最容易讓人接觸到的環境荷爾蒙便是「塑化劑」，從隨處可得的塑膠製品，到飲食所使用的各種塑膠容器，都有可能產生塑化劑，間接進入人體內帶來影響。要盡量避免孩子咬玩塑膠玩具，使用塑膠容器時要避免加熱，若需要加熱需換成玻璃或是其他容器。也由於塑化劑經常被當作定香劑使用，所以也要避免使用過多的香水、乳液、精油、指甲油或含有大量芳香劑成份的沐浴乳、洗髮精等，可能會使塑化劑透過皮膚吸收入體內。

醫師小叮嚀

Q：什麼是男性女乳症？

A：男生的胸部像女生般隆起。主要成因是男性的雄性激素與雌性激素失衡、後者多於前者、服用藥物或其他病理性所導致。

男性女乳症為男性乳房腺體增生，可能為單側或是雙側的增生，使得男性乳房如同女性般發育、隆起，可能會有疼痛產生。男性女乳症發生的主因為雌性激素與雄性激素的失衡，造成睪固酮生成減少，當男性體內雌性激素多於雄性激素時，就有可能造成此影響。

除了肥胖外，服用藥物或是其他病理因素也有可能造成男性女乳症的發生，例如：睪丸腫瘤、腎上腺皮脂腫瘤、甲狀腺機能亢進或是肝病等。

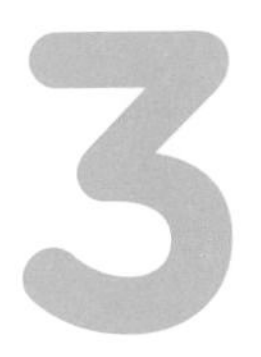

性早熟的影響 & 診斷

影響

性早熟除了讓孩子第二性徵提早發育外，也會造成生長板提早關閉，身高成長提前停滯，成年後身高矮小，並且也因為外貌上與心理上的變化，給孩子造成壓力甚至與同儕間出現相處上的問題，萬萬不可忽略。

現今對於性早熟也有許多治療方法，只要能盡早發現盡早進入治療，能為孩子搶回的長高空間便越多，當然除了外貌上可以觀察到的發育狀態，還可以透過學校每學期健康檢查後得到的身高體重數據，來推測孩子是否有提早發育或性早熟的狀況。

一般孩童在 12 歲以前，每年身高成長約 6、7 公分，若孩子在半年內（或一學期）身高突飛猛進，長高了 6 公分以上，家長先不要感到開心，而是該警惕這有可能是性早熟，身體提早進入青春期的狀況，可以請醫師進行檢查。

醫師小叮嚀

一時長得快，小心！最後長得矮

「最近長高了不少，眞棒！以後一定可以長到 180 公分。」

家長發現寶貝明顯長高時往往欣喜不已，覺得成為高挑美女或挺拔帥哥的日子不遠了。小心！這可能是性早熟的徵兆。性早熟會分泌男性、女性荷爾蒙傷害骨齡，加速生長，縮短骨齡時間，讓人少長了好幾年。不同年紀有一定的長高幅度，若跟平常比有明顯的抽高，代表生長速度加快，骨齡可能正在加速密合。

男生的骨齡可以長到 16 歲，女生 14 歲，若骨齡加速密合，原本可以長到的年紀，現在卻少了好幾年。一時的「高」，導致整體的「矮」，反而離夢想越來越遠。若發現孩子突然抽高，一定要在 14 歲（女）、16 歲（男）前盡速就醫，避免耽誤治療期。

診斷

身為醫師，在判斷孩子是否有性早熟的症狀時，我會透過幾點去做判定：

1. 家族病史 透過家族病史瞭解孩子是否可能遺傳會影響生長發育相關的疾病，以及確認父母及兄弟姊妹的生長發育史。

2. 身體檢查 透過量測身高體重，判斷孩子現在的成長高度是否超過或低於平均值。確認生長速度，並且檢查第二性徵是否發育。

3. x 光檢測 透過手骨 x 光判斷孩子的生長板狀態是否與實際年齡相符並預測最終成年身高。

4. 腹部超音波 透過腹部超音波檢查腹部是否有卵巢或是其他腫瘤。

5. 腦部斷層掃描 如果確定為中樞性性早熟，會利用腦部斷層掃描來排除腦瘤或是其他腦部病症的可能。

在進行性早熟的治療前都該經過專業醫師判斷，確定性早熟的成因與治療方式。也有一些狀況醫師會判斷是不需要特別接受治療的，如：

1. 孩童已接近正常發育年齡。
2. 發育緩慢，6 個月以上沒有觀察到第二性徵的發育或變化。
3. 女孩預期成年身高超過 150 公分，男孩高過 160 公分。

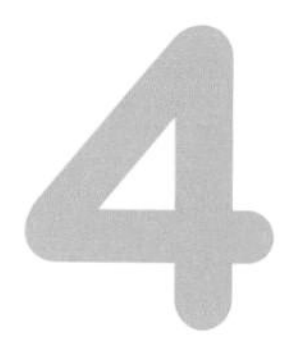

性早熟的治療

在瞭解性早熟的相關症狀與知識後，我們也要瞭解性早熟的治療方式。

對於性早熟的治療依照症狀分為手術治療與藥物治療：

手術治療 用於發現中樞神經受損或病變情況導致的性早熟，例如若發現腦瘤，醫師可能先行安排相關手術進行治療。

藥物治療 用於特發性、神經性或繼發性之中樞性性早熟，主要利用促性腺激素釋放素作用劑治療。

依照台灣全民健保給付規範，必須由小兒內分泌或新陳代謝專科醫師才能開立處方注射促性腺激素釋放素作用劑（見右方醫師小叮嚀），需經過事前審查核准後依下列規範使用：

1	開始發育年齡女生≦7歲，男生≦8歲。	
2	骨齡超前至少2年。	
3	預估成人身高（a、b、c三項必須同時具備才具健保申請條件）	a. 女性低於或等於153公分，男性低於或等於165公分。
		b. 比標的身高相同或較矮。 標的身高計算方式： 男生＝（爸爸身高＋媽媽身高+11）／2（±7.5公分） 女生＝（爸爸身高＋媽媽身高-11）／2（±6公分）
		C. 在追蹤6～12個月的期間內，骨齡增加與實際年齡增加比率大於2.0，並且預估身高減少5公分以上。
4	病理性中樞性早熟中合併中樞神經疾病者不受第2、3點的限制。	

（參考資料：衛生福利部中央健康保險署，藥品給付規定通則，102年版）

醫師小叮嚀

Q：什麼是促性腺激素釋放素？

A：簡單來說，就是一種會使性荷爾蒙濃度下降，讓卵巢或睪丸減緩發育的激素。

促性腺激素釋放素（Gonadotropin-Releasing Hormone，簡稱為GnRH）又稱為促黃體激素釋放激素（Luteinising-hormone releasing hormone，簡稱為LHRH），藥物進入體內後會於腦下垂體作用，使其無法製造並釋放刺激卵巢或睪丸製造性荷爾蒙的促性腺激素，使得血液中的性荷爾蒙濃度下降。

性早熟需要治療多久？

一般而言，當孩子年齡至正常青春期開始的時候便可以停止治療，使其恢復正常的發育機制。因每個人的狀況不同，醫師亦會透過治療後的成效來研判治療的時間。

醫師小叮嚀

Q：性早熟錯過治療期就沒辦法長高了嗎？
A：骨齡沒關閉前都還能長高。

取決於骨齡，越早發現性早熟骨齡越長。例如：女童 8 歲發現性早熟時，骨齡為 10 歲，剩 4 年骨齡，若在這段時間很努力彌補還是可以長高，只是看能不能長到父母遺傳的身高。

若錯過時間，到 12、13 歲才就診，骨齡早就密合了當然就無法長高。女生 14 歲、男生 16 歲時骨齡關閉，應該要從小密切留意是否有性早熟的狀況，一發現性早熟就先照 X 光確認骨齡，若到 12、13 歲都不管，以為孩子長得很好，但實際上骨齡已經密合，就來不及了。

PART 4

透視成長軌跡，把握孩子的生長發育黃金期

成長只有一次，

怎麼才能長得好、長得高、長得壯，

抓準時機，從小養好身體，

為成年的自己做準備，

一切，

就從認識寶貝的各個時期開始……

1 生命一千天，贏在更前面

孩子的成長只有一次，我們應該要慎重把握，而不同階段孩子所需要的幫助不盡相同，這一章我們就來介紹不同階段的孩子需要的生長發育條件，同時也講解成長發育相關的正確觀念，讓爸爸媽媽們可以在最佳的黃金時期正確幫助孩子。

現代的社會環境與以前相差甚大，在以前，多子多孫是天經地義，也是代表著家族福氣與繁衍壯大的事情；到了現在，生活環境與觀念的改變，結婚的人少了，晚婚的人也多了，造成結婚之後要孕育孩子並不是那麼容易的事情了，每一個孩子都是如此寶貴。

當然，在孕育下一代時，大家都希望能生下健康的寶寶，在充滿不友善刺激的現代環境中成長茁壯，並且擁有美好的未來。而奠定孩子們未來的基礎，不是只有在寶寶出生後的悉心照料，我們不只要贏在起跑點，更要贏在起跑之前。

奠定孩子健康與成長的基礎，其實從精卵結合時就開始了，在精卵結合前，就必須要營造好適合的環境，讓父母雙方的基因表現達到最大值，讓孩子能獲取到最好的基因。在胚胎著床後，下一步就是要在媽媽懷孕時打好好未來成長發育的基礎，讓出生後的照顧能更順利，事半功倍。

出生後我們也要加緊把握，在 2 歲以前補充各方面發育需要的營養，加強孩子的基因表現，並維持該有的生長曲線，養成足夠的抵抗力，也讓大腦有充足的發育。從孕前到孩子 2 歲的期間，1000 個日子，我稱做「生命一千天」，擁有這樣優生的概念，才能讓孩子的發育不輸在起跑點外，也為孩子的未來進行超前部屬。

在生命最初的 1000 天做好各項防護，就能為日後的健康打好基礎。生命 1000 天是指「懷孕的 270 天 +1 歲的 365 天 +2 歲的 365 天」，這段時間是營養的關鍵期，也是黃金治療期。

這 1000 天又分為三個階段：懷孕期（懷孕到出生）→嬰兒期（0～6 個月）→幼兒期（6 個月～ 2 歲）。這時特別需要補充營養素，若所有的基礎都打好了，孩子就不容易生病，往後成長的空間才會得到他遺傳的最大值。

生命一千天 懷孕的 270 天 +1 歲的 365 天 +2 歲的 365 天

生命一千天三階段 懷孕期（懷孕到出生）→嬰兒期（0 ～ 6 個月）→幼兒期（6 個月～ 2 歲）

為孩子超前部屬的關鍵營養素

在做好充足的孕前檢查，並且順利孕育了新生命之後，我們還有許多能為母親與孩子做的事情，最重要的，就是補充懷孕與寶寶成長中需要的關鍵營養，接下來就為大家介紹這些重要的營養素以及它們的作用。

在孕期媽媽們一定要特別的注意，不同階段要補充相對應的營養素，才能做到「長胎不長肉」，給寶寶的生長發育提供最好的原料。另外，本章節為針對孕期的營養補充，故不放入內臟、含咖啡因食品等，不適合孕婦的飲食。

孕期補充關鍵營養，好處多多

名稱	主要功能	主要來源	主要注意事項
葉酸	預防新生兒神經缺陷，降低新生兒先天性心臟病、唇顎裂的風險，降低孕婦妊娠高血壓的風險，預防貧血。	花椰菜、菠菜、蘆筍、扁豆、草莓、芭樂等。	不過多攝取。過量的葉酸會對體內礦物質以及鐵、鋅的吸收造成干擾。攝取量詳見內文。
鐵	製造紅血球必要的物質。幫助氧氣、各種能量在體內的供應。	菠菜、紅莧菜、紅鳳菜、黑木耳、紫菜、紅棗、紅豆、皇帝豆、芭樂（提升鐵質吸收）、柑橘類（提升鐵質吸收）等。	不可與影響鐵質吸收的食物一起食用，像含有單寧酸的食物。而鈣質與鐵質會相互競爭，若有服用鈣片或高鈣食物補鈣的話，為避免影響鐵質吸收，也要間隔至少兩個小時再服用。
DHA	增進幼兒大腦細胞發育、有助於視力提升、抑制發炎等。	鮪魚、鮭魚、旗魚、鱈魚、沙丁魚、鰹魚等，肉蛋類（少量DHA）與海藻（少量DHA）。	已出生的幼兒不宜直接設取大量魚油，容易引發過敏等。補充這些營養素最好的還是來自天然新鮮的食物。

名稱	主要功能	主要來源	主要注意事項
母乳	內含三大營養素：醣類、脂肪與蛋白質。幫助寶寶的腦部、神經發育與腸道益菌的生長。	女性。	若為純母乳餵養的嬰兒，由於母乳中較容易缺乏維生素 D，所以有些嬰兒出生後的幾天內就需要開始補充維生素 D。對於缺鐵和缺鋅高風險的嬰兒，更要及時添加鐵和鋅。 此外，母乳僅為一項營養元素的參考。最重要的是母親能開心健康地養育孩子，若母乳不夠，千萬不要勉強，否則壓力、焦慮上身，反而會帶來負面影響。

葉酸

葉酸屬於維生素 B 群中的一種水溶性維生素，又稱為維生素 B9，它是人體必需的營養素，為人體製造紅血球時不可或缺的物質之一。

媽媽們在備孕期就要開始補充葉酸了，現在很多媽媽在孕前 6 個月就會開始進行葉酸的補充，以及母體的營養補充。

葉酸能幫助寶寶的神經成長，預防新生兒神經缺陷，也能降低新生兒先天性心臟病的風險，還有新生兒唇顎裂的發生。對於媽媽同樣也有好處，它能降低孕婦妊娠高血壓的風險，以及預防貧血。

對於一般人，能有助於維持神經系統正常運作，還有心血管健康的維持等多種功效。

由於葉酸屬於水溶性維生素，所以無法長久儲存在體內，必須透過每日的飲食或營養品來補充。

我們的日常飲食中，很多天然的食物中就含有葉酸，如：花椰菜、菠菜、蘆筍、扁豆、草莓、芭樂等。

在烹調時也要注意，葉酸容易遇水流失，也會因為高溫而受到破壞，所以在烹調時要格外注意。

葉酸看起來好處多多，但是過量的攝取會對於體內礦物質以及鐵、鋅的吸收造成干擾，所以在劑量上要特別注意，一般成人一日建議的攝取量為 300 ～ 400 微克，孕婦備孕期間建議攝取量為每日 400 ～ 600 微克，懷孕初期建議設取量增加到每日 800 微克，懷孕中後期與哺乳階段為每日 400 ～ 800 微克。

鐵

鐵質是人體必要的微量礦物質營養素之一，除了是製造紅血球必要的物質外，也與氧氣、能量在體內的供應大有關係。我們很常會聽到女性要補鐵、女性容易缺鐵，但其實缺鐵不只會發生在女性身上，同時長期缺鐵也會影響到我們的日常生活。

懷孕中的媽媽尤其要注重鐵質的補充，如果孕期母親長期缺鐵，除了造成貧血外，更會直接影響胎兒的神經發育或是生長發育遲緩，還可能會引發早產。

母親孕期長期缺鐵，會對孩子長期的神經認知造成不可逆轉的損傷，包括情緒、行為認知上，都會產生問題。如果孩子在青春期時出現缺鐵現象，也會影響神經認知，導致記憶力下降、無法集中注意力，但是這些症狀在服用鐵劑治療後可以恢復。可見，越早期的缺鐵，對於人體的影響越嚴重。

根據衛生署建議，一般孕婦於懷孕的前兩期（1～6個月）建議每日攝取15毫克的鐵質（與常人無異），到了懷孕第三期（第7個月）則要增加到每日45毫克。

有許多的天然食物中就含有很高的鐵質，如：菠菜、紅莧菜、紅鳳菜、黑木耳、紫菜、紅棗、紅豆、皇帝豆等。飯後也可以搭配含有維生素C的水果，來提升鐵質的吸收，如：芭樂、柑橘類等。

在補充鐵質時，也要注意不可與會影響鐵質吸收的食物一起食用，像是含有單寧酸的食物。而鈣質與鐵質會相互競爭，所以若有服用鈣片或高鈣食物補鈣的話，避免影響鐵質吸收，也要間隔至少兩個小時再服用。

從天然的食物中補充營養是最好的，如果飲食無法補足所需，經由醫師診斷後才會開立鐵劑或是其他營養補充品給孕婦服用。

DHA

想必近幾年各位一定很常聽到與DHA相關的話題，市面上也可以看到許多相關的保健產品，到底 DHA 是什麼？與人體、與孕婦、與孩子的成長發育又有什麼重要的關係？就讓我們來解答。

瞭解 DHA 之前，我們必須先瞭解 Omega-3 脂肪酸。Omega-3 脂肪酸是一種人體無法自行和成的不飽和脂肪酸，也是人體必需的營養素之一，而 Omega-3 脂肪酸中就含有 DHA 以及 EPA 這些對於人體非常重要的營養素，在大腦、視網膜與神經元細胞膜中含量最多。

DHA 能增進幼兒大腦細胞發育、有助於視力提升、抑制發炎等。

世界衛生組織的專家們也認為，DHA 對新生兒與嬰兒的視力、腦部發育與智能發展有很大的益處。

由於人體無法自行製造 DHA，所以只能靠飲食來補充，新生兒的 DHA 補充更需要倚靠媽媽。飲食中含有最多 DHA 的莫過於深海魚類了，如：鮪魚、鮭魚、旗魚、鱈魚、沙丁魚、鰹魚等，肉蛋類與海藻也含有少量的 DHA。

但大量食用深海魚油也會造成營養的互相牽制，影響孕婦體內的胎兒成長，而已出生的幼兒也不宜直接設取大量魚油，容易引發過敏等。補充這些營養素最好的還是來自天然新鮮的食物，營養均衡，不可過於偏袒或疏漏某一種，才能帶給母親與孩子最好的健康。

母乳

寶寶出生後的第一道營養來自母親的母乳，醫學上也同樣肯定哺育母乳對母親與孩子的好處，母乳中含有許多嬰幼兒成長發育所需要的重要營養素，同時透過哺育母乳不僅可以幫助親子建立良好的互動關係，也可以幫助媽媽們的產後恢復，可謂是好處多多。

母乳中有三大營養素：醣類、脂肪與蛋白質。這些物質，除了提供寶寶成長所需的重要營養外，更能幫助寶寶的腦部發育、神經發育與腸道益菌的生長。

一般來說，母乳餵養到 6 個月左右，就要開始添加副食品。而純母乳餵養的嬰兒，由於母乳中較容易缺乏維生素 D，所以有些嬰兒出生後的幾天內就需要開始補充維生素 D。對於缺鐵和缺鋅高風險的嬰兒，更要及時添加鐵和鋅。

而母乳與配方奶或副食品的替換，則隨著孩子的成長，乳量逐漸減少，副食品的量逐漸增加。

醫師小叮嚀

母乳不夠別勉強，快樂養育最重要！

每個人的體質、泌乳量等本來就不同，母乳僅為一項營養元素的參考，就算沒有母乳，只要在其他方面營養均衡、足夠，孩子還是能健康長大。最重要的是母親能開心健康地養育孩子。若母乳不夠，千萬不要勉強，否則壓力、焦慮上身，反而會帶來負面影響。

幼兒發展的關鍵階段

寶寶的成長分成很多階段，每個階段因為成長的方向不同，所以著重的方向也要有所不同，才能在最重要的時候給予孩子最適當的幫助，幫助寶寶全面成長茁壯。

寶貝發展階段

0～1 歲：腦部發育黃金期。

0～1 歲是兒童腦部發育的黃金期，所攝入的營養能量有 60% 用於腦部的發育，所以這個時期的孩子，看起來腦袋的比例會稍微大一點，因為正在努力讓腦袋發育。先讓最重要的大腦發育了，而後才能放心的讓身體成長。這時的孩子更需要注重營養的攝入，以及親子間的良性互動。除了維持大腦成長外，更能讓孩子情緒穩定，增強專注力與記憶力。

1～2 歲：留意 DHA 攝取，持續幫助腦部與神經發育。學習詞彙最快的時期。

1～2 歲這段期間，最需要注意重要營養素 DHA 的攝取，幫助孩童腦部與神經發育，同時，與親人之間的互動，耐心的照顧，能增加孩子的印象外，更有助於培養孩子日後的同理心、抗壓性以及解決問題的能力，這時也是訓練孩童獨立的重要時刻。此外，18 個月也是孩童學習詞彙最快的時期。

2 歲：腦部細胞連結已完成，能講出簡單的句子，模仿能力強。

到了 2 歲，孩子的腦部細胞連結都已完成，這時孩子的細胞結構已與大人相同，準備要進入新的成長階段。此時孩子已認識約 300 個字，並且能講出簡單的句子，模仿能力強。在營養設攝取上，鈣質與維他命相形重要，有助於骨骼與牙齒的發育與茁壯。

2 ～ 6 歲：真正開始有自我意識。

2 歲時孩子已經打好了最初的成長基礎，2 歲以前的生活與成長，幾乎都是由家長們親自主導，但孩子 2 ～ 6 歲時，是真正開始有自我意識的時候，屬於孩子的性格也開始在生活中慢慢展現出來。但 2 歲過後，許多孩子會因為父母的工作繁忙而必須脫離家庭的全方位照顧，進入幼稚園就讀或給褓姆照顧，在這一段時間，要讓孩子快樂成長，除了依靠家長的智慧外，學校老師的關懷與教導更是重要。

幼兒成長曲線量表

數值紀錄是瞭解健康的第一步，在 Part1 我們已經學過怎麼畫各種曲線了。幼童有屬於自己的成長曲線量表，爸爸媽媽們可以透過孩子的頭圍、身長與體重，對照表格來推斷孩子目前的成長情況。

除了外觀上的數據測量外，爸爸媽媽們也要特別注意孩子的情緒表現、語言掌控、行為細節等，從多方面掌握孩子的成長狀況，提早注意是否有各方面成長遲緩的現象。

不只在意成長發育，更在意優生世代

執醫多年，我看過許許多多的家長與孩子為了成長發育而煩惱，雖然身為小兒內分泌與成長發育科醫師，但在進行診斷與治療時，我更在意的是正確觀念的傳遞以及親子實踐。自小就培養孩子正確的健康概念以及習慣，不管是否能高人一等，但是健康是一輩子的事情，正確的觀念與習慣可以跟隨我們一輩子，讓我們在步入人生的每一個階段時，都無後顧之憂，在步入中老年時，有健康的底子更能免於許多老年病痛威脅，得以讓我們的晚年活得更充實與自在。

我不斷強調親子一同參與，一同建立正確觀念，便是為了成就優生世代的概念，好的習慣與健康觀念可以透過家庭來傳遞，得以代代相傳，使得健康不斷延續，從個人、家庭再到全社會。

優生世代概念表

婚前&孕前篩查		產前篩查 產前診斷		妊娠風險評估及管理		新生兒疾病篩查
婚前需要透過抽血看有無遺傳疾病；而在準備懷孕的前3個月，留意不要喝酒、吃藥、打針等。	→	當寶貝有心跳，約10~12週時，建議做產前檢查；16週時則建議抽羊水檢查。在上述階段的35歲以上女性建議做羊膜穿刺檢查；35歲以下，若照超音波時，發現寶貝有異常，也會建議進行羊膜穿刺。	→	從懷孕就持續追蹤，確定沒有遺傳疾病，其他異常，且抽羊水檢查正常，進入了孕期16週後，就可以開始進行這類檢查。確認媽媽有無高血壓、妊娠糖尿病等，讓寶貝在肚子裡獲得最充足的營養。	→	這類檢查在寶貝一出生72小時內可進行。政府規定的項目有21個，其餘為自費，詳細內容需要看各大醫院的說明。
注意事項	檢查項目要以各大醫院為準喔。					

0歲	營養到位		優質睡眠		發展評估		成長評估		18歲
	寶貝一生下來，「吃」佔據了大量的時間，要有足夠的營養，才能去成就各項發展。	→	營養充足了，就更能睡得好。	→	睡得好，才會在爬、坐、走、跳等各項發展進行的好。	→	前面都完善了也才會長得好。	→	

2 青春期

生長發育黃金時期

青春期指的是人類生心理由兒童發展到成人之間的過渡階段，心理、思想與體格開始出現巨大變化，出現第二性徵，女孩出現月經初潮，男孩出現夢遺，並開始具備生育的能力，同時也是繼嬰幼兒時期後的第二次生長發育高峰。一般青春期介於 11 ～ 20 歲之間，女孩進入青春期的時間會早於男孩，通常女孩為 8 ～ 12 歲，男孩為 10 ～ 13 歲。

有些時候我們會看到在 8、9 歲時就已經是班上第一高的孩子，或是明明要進入青春期後需要二年至二年半才會來月經，但 8、9 歲女孩便來月經的情況，難道這些孩子已經比別人還早就跨入青春期了嗎？並不是的。在這裡我要帶給家長們正確的成長發育觀念，而非人云亦云。

6 歲以後，孩子們進入國小，正式面對課業後，家長們的對於孩子的重心往往著重於成績上，下課後，孩子們的時間也被課業、才藝與補習塞滿，為了在課業上不輸人一等，往往也因此忽略了這段時間正是孩子快速成長的時候，因為課業壓力、照顧疏忽等因素，造成營養不均衡等結果，使得孩子的成長發育不穩定。

這段時間，我們會發現孩子因為環境影響，容易出現不愛吃、吃得少，或者是吃過多的情況，加上四周環境更容易取得如手搖杯、速食等容易造成肥胖的食物，更會影響孩子的健康與成長。

青春期發育最常碰到的問題之一就是性早熟（詳見 P.96「認識性早熟」）。營養過剩、肥胖與環境荷爾蒙是造成性早熟的主因之一，性荷爾蒙會使孩子的骨齡超前於現在的年齡，造成生長板提早密合，使得無法在正確的時間點正常發育，導致無法成長到應有的身高，也會因為心理與外觀上的差異，在生活適應與同儕相處間出現挫折。

但我們也不能因此忽略過瘦、營養不良帶來的影響，很多家長會誤以為孩子瘦瘦小小的只是因為大器晚成，還沒有到達該發育的時候，等時間到了自然就會長高了，但其實不是這樣的，如果沒有在 6 ～ 12 歲青春期前站穩腳步，取得青春期生長發育需要的營養，等真正到了青春期就於事無補了，成長發育只有一次，一旦錯過就無法回頭了。

有些小朋友早上起床趕著上學而忽略了早餐，或是只有一杯奶茶、一個三明治就去學校了，學校的營養午餐覺得不好吃就迴避不吃或吃得少，晚上補習完回到家已經很晚了，錯過了正常吃晚餐的時間，或是在補習班草草解決晚餐，加上課業壓力，非常容易造成營養不良。

這段時間的小朋友是需要補充很多優質蛋白質的，同時需要透過戶外運動、飲食，來補充成長所需的維他命D與鈣質，才能真正充分得到成長所需的養分。

當我們發現孩子身材越來越嬌小，身高已經停止生長時才來看診，其實骨齡與身體都早已錯過了生長發育的最佳黃金期。

女生生理期來了就代表長不高了嗎？為什麼？

女生大約12～13歲來初經，月經來後女性荷爾蒙加速骨齡密合，生長緩慢，導致大約12～14歲前後普遍被認為是青春期前，使男生的青春期也這樣被切割。許多人認為這時成長已經穩定了，因而對孩子的狀況稍微放鬆。錯！這時屬於另一個成長期，更需要營養，真正穩定要到18歲，切勿放鬆營養補充。

男生在16歲以前，女生14歲以前，骨齡（生長板）沒關閉時都可以長高，這時也就停止發育了。嚴格來說長高和月經有關但不直接相關，由於女性荷爾蒙會傷害骨齡，導致月經來時骨齡較快密合，加快生長速度，增加骨齡歲數，造成生長時間縮短。

正常來說，8歲的孩子骨齡為8歲，但有的人那時長得特別高，骨齡已經10歲了。以女生來說，原本8歲還能長高6年到14歲，現在骨齡10歲只剩4年可以長，比同齡小孩整整少了2年。許多家長以為孩子一下子長高很開心，殊不知一時的長高會失去好幾年的生長期，最後反而長得更矮。

因此許多人才會覺得月經來了就長不高，事實上不是，影響的是生長速度與時間，但只要骨齡在 14 歲以前還是可以長高。

醫師小叮嚀

Q：聽說女生過了 25 歲乳房會停止發育，是真的嗎？為什麼呢？

A：是 14 歲，也就是青春期後乳房就停止發育了。

乳房過了青春期，也就是 14 歲以後就不會再發育了。這些都是一體的，乳房發育完整、長出陰毛後才會來月經。此外，如果很瘦沒有脂肪，胸部本來就會變小，肥胖得話胸部可能就會變大。

3 認識生長激素、骨齡與生長板

為了孩子的成長發育，爸爸媽媽們在孩子青春期後，一定會常常聽到「生長激素」、「骨齡」、「生長板」這些專有名詞，但又總是一知半解，生長激素到底是怎麼讓孩子長高的？要怎麼樣才能刺激生長激素？骨齡是指骨頭的年齡？生長板到底在哪裡？

接下來便會仔細為各位家長們解答什麼是生長激素、生長激素的作用與運作方式，還有生長板與骨齡的正確觀念。

生長激素的作用與運作方式

生長激素（human Growth Hormone，hGH）是由人類腦下垂體影響肝臟並分泌的一種激素，可以促進人類的生長發育與細胞增殖。

而生長激素並非定期、定量的存在於人體血液中，而是需要透過外在的刺激來刺激生長激素的分泌與運作。正常人一天當中血液中的生長激素濃度會有五個高峰期，發育中的兒童可能會有超過五個的高峰期，其中，晚上九點至凌晨三點期間、運動過後或通常在吃完飯的三小時後，也就是肚子最餓的時候，兒童血液中的生長激素濃度來到高峰。

在透過飲食、運動或睡眠等刺激下視丘後，腦下垂體會影響肝臟並分泌生長激素進入血液中，促進血液中的營養與鈣質轉化入骨骼與肌肉內，消耗脂肪細胞，並且促進細胞修復與生長，進而使身體成長發育。

由於生長激素的分泌不是只靠單一器官進行分泌，所以維持全身的健康是很重要的！

醫師小叮嚀

Q：睡眠能促進生長激素分泌，那是不是睡多一點就能分泌更多生長激素？

A：不是喔！要讓生長激素分泌到它的最大值，重點是睡眠的時間，也就是 21:00p.m. ～ 03:00a.m。

要促進生長激素分泌最大化，除了睡眠以外，睡眠的時間與品質很重要！必須在生長激素分泌最多的晚間時刻，晚上九點至凌晨三點進入睡眠，並且要在這段期間進入深度睡眠才能讓生長激素的分泌來到最高峰，所以在正確的時間睡並且擁有良好的睡眠品質才是最重要的關鍵。

生長板與骨齡的關係

在進入孩子重要的成長階段時，家長們一定常常會聽到生長板與骨齡這兩個名詞，這看似兩個完全不相同的東西，其實是彼此影響，息息相關的！

很多家長來門診時都會問我，生長板到底在哪裡？骨齡跟孩子的年齡有關嗎？就讓我們來瞭解生長板、骨齡與成長的關係。

生長板（Growth plate）位於骨頭的兩端，是一種可以不斷分裂與增生的軟組織，在 X 光上看來，就像是骨頭兩端有一條縫隙一樣。當我們的生長激素受到刺激在體內作用後，會刺激生長板增生新的軟骨，軟骨再轉變成硬骨，使骨頭長度增長，讓身體長高。生長板會隨著成長而逐漸閉合，閉合後骨頭則不再增生成長。

而骨齡（Bone age）便是指骨頭的年齡。不同的成長階段會生長出不同的骨頭部位，由此可以推測出骨頭的成長現況，透過骨齡的測量可以讓醫生瞭解孩子骨骼年齡以及生長板的狀態，從而推測出長高的空間與時間。骨齡並不一定會與受測者的實際年齡等同，不同的孩子根據不同的成長狀況，骨齡也會隨之不同，如果骨齡大於實際年齡，表示生長板會有提早閉合的可能，也代表著能長高的時間與空間不多了。另外，女生生長板成長只到骨齡 14 歲，而男生會到 16 歲，所以同年齡的孩子，也會因為性別的不同，而在成長的空間上有所差異。

醫生們在判斷孩子的骨齡時會以左手 X 光片做為判斷標準。為什麼不是用腳的或是慣用手右手呢？那是因為手掌是成長發育時最容易察覺變化的地方，我們可以回想當我們牽著孩子的小手時的感覺，是不是隨著孩子的年齡成長，孩子的手也明顯的逐漸長大。再加上左手並非慣用手（以右撇子而言），在使用與可能受到的傷害

兒童手部生長板圖片 13 歲（男）

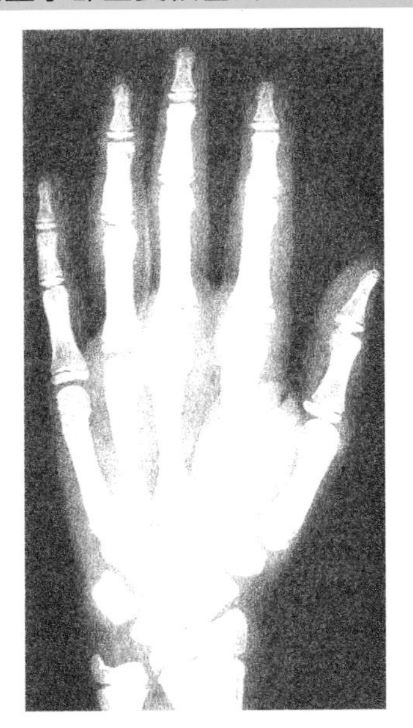

兒童手部生長板圖片 16 歲（男）

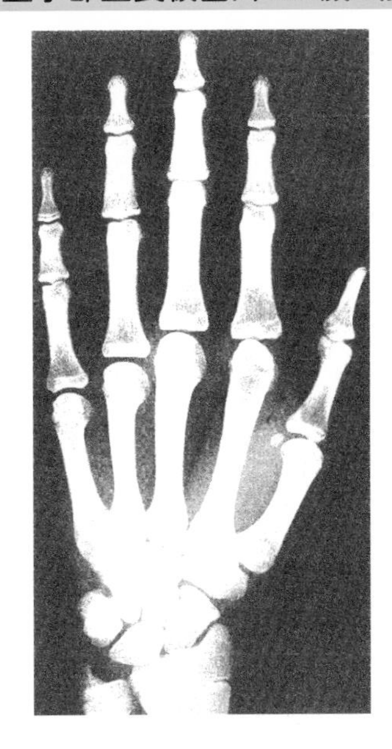

兒童手部生長板圖片 13 歲（女）

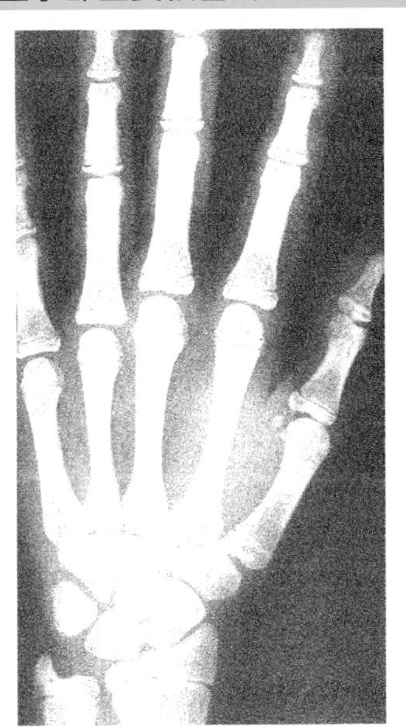

兒童手部生長板圖片 14 歲（女）

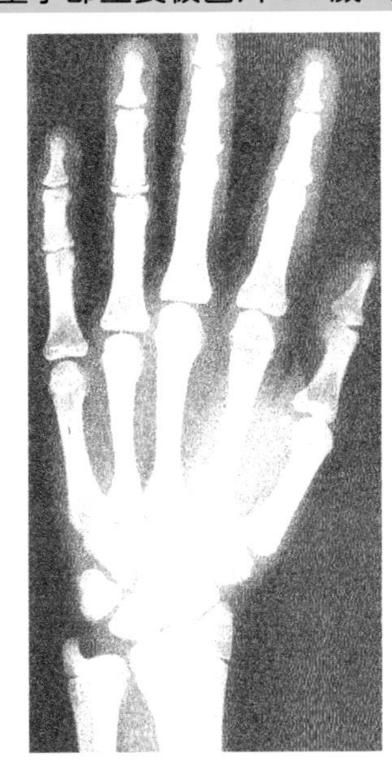

來看是最少的，所以較不會影響判讀。世界各國也普遍以左手為判斷的標準。

上頁 X 光片中分別是男孩骨齡 13 歲時與成熟的 16 歲階段，以及女孩骨齡 13 歲與成熟的 14 歲階段，可以從中看到 13 歲時骨頭兩端皆還有生長板的存在，在骨齡成熟後生長板閉合，同時身高成長也會停滯。

醫師小叮嚀

Q：新聞上斷骨長高的例子很紅。斷骨長高真的有用嗎？什麼樣的人適合斷骨長高呢？會不會有後遺症呢？

A：這項手術風險大、費用高昂，若非長短腳等疾病患者，完全不建議做。

這項手術主要是治療因外傷或骨癌等疾病造成的長短腳，長度差異沒有到非常大，讓患者維持平衡以恢復正常生活。況且，即使是患者還不一定能做斷骨長高手術，若醫師評估不妥當，可能會建議用裝義肢等方式處理。除非是上述病患，否則任何人都不適合，完全不鼓勵進行該手術。

斷骨長高簡單來說是把骨頭截斷，放入金屬釘子，讓骨骼、神經、肌肉慢慢癒合。硬把肌肉黏著骨骼拉長，慢慢調 1cm、2cm。拉長後因體質而異，有的人會順利生長，有的人不會。而開刀放侵入性的外來物，可能有感染、血栓的風險，讓有害物質跑到血液裡，造成中風等後遺症。

這項手術要做好幾次，復健之路漫長、風險極大、價格高昂、容易感染，有個萬一將無法挽回。常見後遺症多為影響走路、跑步，還有可能下半身不遂，甚至賠上性命。做這件事就像癌症一樣，每個人治療癌症都花了這麼多錢，有的有效，有的沒效，非患者的人切勿嘗試。

長高應該依照正確的方法，作為成人，不要在不對的時間做不對的事，應該接受自己的身高，健康生活；作為發育中的兒童，應該在骨齡還沒關閉前好好補充營養、規律運動等，才能長得健康，讓肌肉、骨骼紮實又完善，而非用斷骨長高這種投機取巧的方式。有人會說：「有成功的案例啊！」但這種人無數中才有一個，失敗的案例多不勝數，我們無法得知自己肌肉、骨骼、神經對外來物的反應、癒合能力等，千萬不要以身試險。

Q：為什麼會有人說當兵或是懷孕後身高還會長高呢？這是真的嗎？

A：人體的確會因各種因素而產生身高的些微浮動，例如當兵的操練、懷孕時的激素分泌等。而在骨齡關閉後，身高的 +－2cm 變化都不算長高。

當兵或懷孕不會長高，那時生長板已經關閉，也就是沒有骨齡了。人在生長板密合後，身高變化的 +-2cm 都不算長高。

當兵訓練讓肌肉伸展而長 1、2cm 是正常的，但那不是發育的長高。而懷孕時腦下垂體會分泌一些荷爾蒙，也就是生長激素，讓孕婦有 1、2cm 的身高誤差。此外，身高早晚本來就會差 2cm，因此量身高要用同樣的儀器與時間去測量，才會準確。

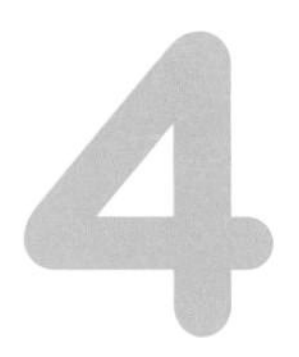

施打生長激素大哉問

我常常遇到許多家長一進入診間，尚未診斷便問我可不可以給孩子施打生長激素，認為只要施打生長激素就一定能使孩子長高，或是對於生長激素有許多不同的迷思，接下來我就來為各位家長解答對於生長激素的疑問。

生長激素的演變史

我們現在所見的人類生長激素注射劑，並非近幾年才開始使用的新型藥物，而是早已發明並使用許久的藥物。

西元 1920 年，解剖學家兼外科醫師哈維庫欣（Dr. Harvey Cushing）提出生長激素與人類生長之間的關聯性。

西元 1956 年，實驗室成功從人體中分離出純粹的生長激素，並於 1958 年開始施用於人體身上，治療身高發育不良的孩童。經過多年的反覆研究，1972 年生長激素分子被科學家發明出來，1979 年生長激素基因被發現，隨後 1981 年，第一支由實驗室合成的生長激素問世，到 1985 年生長激素注射劑於美國正式核准上市，後續經過不斷的研究，一代代的生長激素不斷推陳出新。

經過長久研究，生長激素除了用於治療兒童生長問題外，臨床結果也發現生長激素在增強肌肉、消耗脂肪，增強身體免疫力，毛髮再生、消除皺紋、促進傷口癒合、增加骨骼密度等身體上的狀態也有功效。

隨著一代代生長激素的研究與推出，現在我們所使用的生長激素注射劑相對更安全，療效更好。但依然必須由專業醫師開立處方使用，而注射劑量也會根據患者自身生長激素含量不同而有差異。

醫師小叮嚀

生長激素和生長因子不同，別搞錯囉！

生長激素和生長因子不同，腦下垂體分泌生長激素到肝臟，肝臟分泌生長因子（IGF-1），使骨骼生長，別將兩者搞錯囉！

評估方式

遺傳、內分泌、營養、環境、運動、性早熟等都有可能是造成孩子身材矮小的原因，不同的症狀要對應不同的治療方式，需要透過專業醫師的評估確認為「生長激素缺乏症」後方可進行生長激素的施打與治療。

家長可以透過以下幾點，來觀察是否需要帶孩子就醫進行檢查：

1. 一整年長高不足 4 公分。
2. 透過身高與年齡對照生長曲線表，發現孩子的身高小於第三個百分位。

面對來看診的孩子，我會先透過手骨 X 光來推測孩子的骨齡是否超前，與身高體重測量數據和成長追蹤（至少 6 個月），來觀察孩子的成長狀態，同時調查父母親的身高、遺傳等數據，若有孩子有其他兄弟姊妹也會一同參照，來推測孩子未來的身高是否能到達遺傳下的目標身高。

醫師小叮嚀

生長激素該不該打？至少先追蹤 6 個月

骨齡至少要 6 個月才有辦法判斷生長狀況，若寶貝沒有追蹤成長狀況至少 6 個月，就無法評估是否能施打生長激素喔！

而後會進一步透過血液檢查，來撿測血液中的生長激素濃度是否不足。生長激素的檢測需要安排孩子住院兩天，以口服或注射藥物的方式來模擬孩子低血糖的狀態，從而抽血檢測生長激素濃度。

檢測報告出來後，若孩子血液中的生長激素濃度最大值小於 7，同時確認孩子 1 年內身高成長幅度小於 4 公分、骨齡小於實際年齡 2 歲以及身高小於成長曲線圖第三百分比，才可確診為生長激素缺乏症，向健保機關提出生長激素治療申請。

許多疑似生長遲緩的孩子由於檢測結果介於邊緣值而無法符合健保補助的規定，才需要考慮自費進行生長激素治療的可能性。

人體生長激素分泌最旺盛的時間點

1. 晚上九點至凌晨三點的睡眠時間。
2. 運動過後。
3. 通常在吃完飯的三小時後，也就是肚子最餓的時候。

由於在上述的狀況下其實是不方便或是不適合進行抽血的，不同人的消化時間與感到飢餓的狀態也不盡相同，可能會影響準確性，所以才以藥物來模擬進行抽血檢測。

注意事項

進行生長激素治療時有許多需要注意的地方：

1. 在正確時間點施打 一天中生長激素分泌最旺盛的時間點為晚上九點至隔日凌晨三點，進入熟睡後的時間，所以建議於晚上睡前施打。

2. 醫療用品不重複使用，不隨意丟棄 注射筒與針頭不可重複使用，也不可隨意丟棄，使用過的注射筒與針頭需裝於專用容器內，並於回診時帶回醫院進行回收。

3. 常更換施打部位 必須經常更換施打的部位，勿注射於已感受到疼痛、腫塊、凹陷或受傷的部位，以免造成傷害。

4. 按時施打 生長激素必須按時施打，不可遺漏，若不小遺忘或是因故錯過施打，可能會造成惡化現象，需要請醫師重新評估並安排施打流程。

5. 確實回診 進行治療者須按醫師指示定期返回醫院複診，測量身高體重，評估生長速率，以利醫師及時調整治療方案。

6. 依骨齡由醫師評估是否停藥 當男孩骨齡到達 16 歲、女孩骨齡到達 14 歲，身高成長速率每年小於 2 公分且接近成年身高時，由醫師評估決定是否停藥。

7. 留意血糖變化 生長激素會降低胰島素的作用，可能會造成血液中血糖濃度上升，需持續追蹤血糖變化。

8. 關心身體狀況 進行生長激素治療期間若出現其他身體不適的症狀，應立即就醫請教醫師。

生長激素治療是一件非常嚴肅的事情，也並非一蹴可及，除了需要長時間的接受治療與觀察外，還必須配合正確的運動、睡眠、營養等重要習慣，才可能達到應有的治療效果。

醫師小叮嚀

Q：喝牛奶、跳繩、打籃球都做了，還是長不高，該怎麼辦呢？

A：要透過抽血判斷生長激素是否不足。

生長激素要在天時、地利、人和的情況下才能完全發揮作用，也就是早睡、規律運動、壓力適量、營養充足、杜絕垃圾食物等條件都完善了，就能長到遺傳下來應有的身高。若上述條件都做了，還是沒長高怎麼辦呢？則懷疑缺乏生長因子、甲狀腺素等，抽血評估是否施打生長激素。

評估生整激素是否不足，稱為「生長激素刺激測驗」（growth hormone stimulation test）。生長激素需要透過如藥物、飢餓等特定的刺激才會分泌，直接用抽血報告來看是無法判斷的。要先透過藥物刺激，讓身體達到需要生長激素分泌的狀態後抽血，才能判斷生長激素是否真的缺乏。

「生長激素打得越多，就能長得越高嗎？」相信許多求「高」心切的人會這麼問。答案是：「不能。」每個人有自己能負荷的限度，無論是營養或生長激素吸收和發揮的量都是一定的，若給了超過身體能承受的量，反而對身體有害。

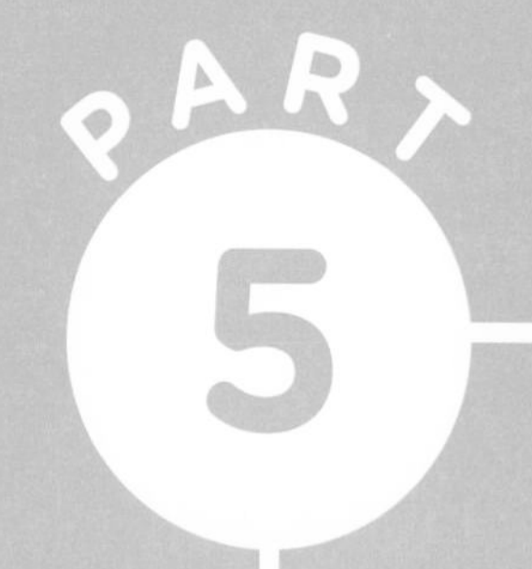

好好運動，快快長高

多管齊下，才能頭好壯壯，

肌肉強健，才能與骨骼一起好好支撐身體，

根基紮實了，健康的未來就不遠了！

1 選對運動

在我的門診，我都會告訴爸爸媽媽們一定要讓孩子養成運動的習慣。對成長期的孩子來說，讓生長激素的分泌高峰能完全作用，除了在正確時間入睡外，運動是另一項能有效刺激生長激素分泌的方法，遠比吃大量的保健食品有效。

對於人體而言，養成運動習慣，能增強體內代謝、肌力、抵抗力、維持體態等，好處十分多。若能自小就養成運動的習慣，能讓好的習慣跟隨一輩子，也為孩子帶來一輩子的健康，更能將好的習慣一代一代傳遞下去。

在台灣的升學教育體制下，孩子到了中學，甚至小學中高年級後，課業逐漸繁重，下課、放學後，小朋友們往往都埋首於補習、才藝中，從而忽略了運動。學校安排的體育課程，也時常因為課業上的安排而替換或取消，使得孩子的運動時間大大減少，也愈難養成運動的習慣。

但是運動並非要一次運動很長時間或是很劇烈的運動，利用課餘時間適當運動達成休閒的效果與習慣，對於成長與健康便十分有幫助了。

都說多運動就會長高，但其實並不是每一項運動能有效的幫助長高，除了養成運動習慣外，選對運動項目才能對成長有所幫助。

對於成長期的孩子而言，跳繩是最好也是最有效的運動。跳繩是一項容易達成，並且不受室內外空間影響的運動，並且透過跳躍的動作能刺激血液循環，使得發育期的骨骼組織獲得充足的血液。在跳繩的過程中，肌肉的收縮與拉牽使得骨骼會承受一定的壓力，進而刺激生長板，加速骨頭生長，也因為在跳繩時身體會呈現直立的姿勢，可以使得骨骼的發育更加勻稱，也可以促進骨骼密度增長，骨骼更加強壯。

曾有機構針對超過千名小學四年級的學生進行觀察研究，發現持續跳繩的學生，會比完全不跳繩的學童長得高。保持跳繩習慣的學童每天跳 30 分鐘，連續跳 20 週後，比不跳繩的學生平均多長高了 1.5 公分。

在門診時曾遇過有家長詢問跳彈簧床是否有助於成長，彈簧床雖然是有彈跳動作的運動，但由於彈跳是透過彈簧床的彈性而非自身的肌肉與拉力，不建議取代跳繩這項運動。跳繩不只是刺激腳底板，在腳底板和有硬度的地板垂直碰撞時，觸及肌肉，能增進骨質密度、加強肌肉強度、促進血液循環。同理，只要是有跑跳動作，能刺激腳底板的運動，如打籃球、排球等，都能促使骨骼生長。

醫師小叮嚀

Q：不同季節做不同運動，可以幫助長高嗎？各季節適合的運動是什麼呢？

A：在各國的天氣環境下已有最適合的運動。只要在安全、可行的原則下，各季節任何運動都能做。

每個人在不同季節有不同的長高幅度，有人夏天長得快，有人則是冬天。若要找出在哪個幾季節長得最快，至少要花上 2 ～ 3 年甚至更久的時間，長期測試追蹤記錄，佔了生長期的很大一部分，因此通常不會抓的那麼精準，而是全部給予同樣的條件，這樣就一定會碰到成長幅度最高的時候。

就像一般居家的植物，有的夏天長得快，有的冬天長得快，若想到要澆水時才澆水，卻碰上它長不快的時候，反而會事倍功半。與其這麼不確定給予養分的時機，不如每天都施以固定的肥料與水分，那麼一定會碰上它長最快的時候。（這裡是指一般居家植物，農民為了追求產量與品質，精密計算植物生長期與施肥、澆水量，不在此限。）

重點在於規律運動。有的人夏天怕出汗不想動，但他夏天比較容易長，卻不運動給身體原料；冬天拼命運動，但那時他不怎麼長高，如此一來，反而事倍功半。與其耗費生長期的一大部分找出長最快的季節，不如全季節規律運動，就不會錯過任何機會了。

此外，運動和季節無關，重點是隨時能夠進行、能觸手可及、簡單的且能做得到，並且遵循「安全、可行」的原則。當然有些運動已經因應了我們身體的需求，例如游泳會選擇夏天，不太會是冬天。以台灣來說，硬要選擇夏天溜冰很難找得到場地，但像北歐等國家就可以。同時，夏天容易曬傷，每天曬太陽至少 10 ～ 15 分鐘／次，曝曬不能太久，確保足夠的水分。而受到疫情影響，許多人都待在家運動。重點是要規律的運動、保持彈性隨時應變，至於做什麼運動，只要在健康、維持營養的原則下都可以。

2 保持運動時數充足，也要曬曬太陽

國民健康署建議兒童每週 3 ～ 5 天，每次至少 30 分鐘從事有氧運動，例如：慢跑、散步、游泳、腳踏車等。

2019 年 11 月 21 日，國際權威醫療期刊《刺胳針兒童與青少年健康》（The Lancet Child & Adolescent Health）發表了針對「青少年活動量不足的全球趨勢」的研究。其中包含了對台灣的調查，結果顯示，2016 年 11 ～ 17 歲青少年 / 少女中，台灣有 79.1% 的男孩活動量不足，女孩則為 89.8%。

助理也告訴過我一件有趣的事情，在我的門診外常常有許多蹦蹦跳跳的孩子在「臨時抱佛腳」，以達成我吩咐的每週跳繩作業。對現在的孩子來說，電視、3C 產品的吸引力遠大於運動，當我在門診時，常透過運動後的身高成長結果來鼓勵孩子，讓具體的成果成為推動孩子運動的動力。

有些家長會透過零食、甜食來鼓勵孩子達成運動目標，要提醒家長這件事萬萬不可，運動後因為口渴喝下含糖飲料或是因為飢餓吃下甜食、炸物、零食等，會讓運動的努力白費，甚至可能造成反效果，家長們千萬要記得這件事情。

此外，雖然跳繩是一項在室內與室外都可以進行的運動，但是曬太陽同樣也對身高成長有幫助，若有機會在戶外進行運動更能事半功倍。難道是因為陽光中有鈣質嗎？

陽光中雖然沒有鈣質，但是照射陽光可以促進體內細胞合成維生素 D，而維生素 D 可以幫助骨骼吸收血液中的鈣質，使得骨骼更加健壯。反之，如果體內的鈣質不足，縱然有再多的維生素 D，也無法取得骨骼所需要的鈣質，所以除了曬太陽外，也要注意飲食中鈣質的攝取。

曬太陽也不能過度，或是選在紫外線太強烈的時間曝曬，可能會造成中暑或是皮膚曬傷，在太陽下進行運動時也要適時補充水分。

過度運動也傷身

運動好處很多，但是也要注意，任何東西過量了都不是好事，也可能會造成反效果。雖然肌肉的拉伸與壓力可以促進骨骼間的生長板成長，但是如果壓力過大、過度拉伸，可能會因而破壞了生長板，使得身高停止成長。同時，運動也要留意四周安全，以及姿勢正確，才能免於運動傷害。

醫師小叮嚀

Q：重量訓練會不利於長高嗎？男女有差別嗎？

A：只要在成長期不追求像筋肉人、健美選手那樣的體態，男女不過度重訓都不會影響長高。

一般的健身只是鍛鍊肌肉的耐力、緊實度等，不會影響長高，但若追求壯大的肌肉就有影響了。骨骼和肌肉的生長需要一定的比例與平衡，若著重在肌肉訓練，營養都給肌肉了，其他地方被忽略，就容易長不高。

每個人都有一定的負荷程度，尤其是正在發育的兒童與青少年。只要不過頭，在生長期不以舉重選手或者健美選手為目標，適時地重訓能增強肌肉的支撐度，讓身材更理想。

若在發育期追求大胸肌、筋肉人的體態可能會有不良影響。這個年紀的肌肉強度本來就不會那麼好，無論是胃、身體的機能，就只能消化一定的程度、強度，也不可能像成人一樣吃很多東西、補充高蛋白，也很難練出理想的樣子，還是等到發育穩定、完整了再進行較強的重訓。

PART 6

吃得好，才能長得好

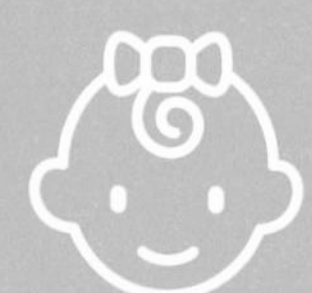

身體最誠實，

怎麼吃就會怎麼長，

認識類別，掌握營養素，

就能吃得精準，補得確實，

想要長得好，一點都不難！

1 認識營養素，身體運作原來如此

在瞭解怎麼攝取營養、如何吃之前，我們要先知道營養素在身體裡是如何運作，成為人體成長的動力。

人體攝取營養素的目的，是為了提供所需能量、促進生長發育以及調節人體機能。我們飲食中能攝取到的營養素分為六大類，碳水化合物、脂質、蛋白質、維生素、礦物質與水。這些營養素都是維持人體運作的必要元素，對於在成長發育期間的孩童而言尤其重要。

在食物進入人體後，會被消化分解，而後合成各臟器與細胞需要的物質或活動所需的能量。對於成長期的孩子而言，體內的營養素運作，是合成作用大於分解作用，透過合成來幫助骨骼與細胞的成長，所消耗的能量也遠比已過了成長階段的成年人要來得多。但是物質的能量是守恆不變的，我們吃下了多少東西，便會提供多少能量，對於成長期的孩子而言，更是不能缺少，如果能量不足，無法完成所有的合成作用，會使得孩子的成長發育受限，若攝取的能量超出了人體所需要的，則會流失或堆積在人體內，成為肥胖的原因。

對於成長中的孩子而言，我們除了要提供給他所需要的營養外，對於攝取的能量還有能否準確攝取到真正需要的營養素非常重要，才不會讓爸爸媽媽與孩子的努力做了白工。

另外，在營養的攝取上，我永遠會建議家長們要選擇天然的、原型的食物，而非食用加工過後、看不出食材原型的食物，才能避免攝取過多不必要的物質或是傷害人體的物質。

2 蛋白質

蛋白質是維持人體機能很重要的營養素，同時也是成長中的孩子最重要的成長催化劑。蛋白質是構成身體細胞的主要元素之一，身體的代謝、生理功能的調控，身體組織的成長以及肌肉的形成等都需要蛋白質。

當人體透過飲食攝取蛋白質進入消化系統後，會被分解為各種胺基酸，交給體內細胞去合成身體所需的各種物質。對於成長中的孩子而言，蛋白質能幫助骨骼與肌肉的成長，是非常重要的營養素，蛋白質便如同身體成長時最重要的組成材料，所有元素都到位了，卻缺少了蛋白質，便無法順利成長。

許多食物內含有豐富的蛋白質，這些蛋白質又被分為完全蛋白質、部分不完全蛋白質以及不完全蛋白質。

蛋白質

1. 完全蛋白質（優質蛋白質）

含有人體通常需要的二十種胺基酸。來源為動物性蛋白質中的蛋類、肉類、魚肉、奶類，以及植物性蛋白質中的黃豆類。

2. 部分不完全蛋白質

所含的人體必需胺基酸種類較少。來源為米飯、麵食等五穀類食物。

3. 不完全蛋白質

人體所需的胺基酸更缺乏。來源為豬腳、豬皮、魚翅、魚膠等。

完全蛋白質又被稱為優質蛋白質，優質蛋白質內含有人體通常需要的二十種胺基酸，能滿足人體所需，維持生命並促進發育。如動物性蛋白質中的蛋類、肉類、魚肉、奶類，以及植物性蛋白質中的黃豆類，都屬於優質蛋白質。

部分不完全蛋白質中，所含的人體必需胺基酸種類較少，僅能用以維持生命所需，但對於成長發育來說並無太大的幫助。如：米飯、麵食等五穀類食物。

不完全蛋白質的成分中人體所需的胺基酸更缺乏，無法維持人體生命機能，亦不能幫助人體成長發育。如富含動物膠原蛋白的豬腳、豬皮、魚翅、魚膠等。

常見食物蛋白質含量表

類別	品項	計量	蛋白質含量 / 份
乳品類	全脂乳	240ml	8g
	低脂乳	240ml	8g
	脫脂乳	240ml	8g

類別	品項	計量（可食部分生重）	計量（可食部分熟重）	蛋白質含量 / 份
水產類	蝦米	15g		7g
	蝦仁	50g		7g
	小魚干	10g		7g
	一般魚類	35g		7g
	花枝	60g		7g
	章魚	55g		7g
	文蛤	160g		7g
	牡蠣	65g	35g	7g

類別	品項	計量（可食部分生重）	計量（可食部分熟重）	蛋白質含量／份
家畜、家禽、內臟類	豬大里肌（瘦豬後腿肉）（瘦豬前腿肉）	35g	30g	7g
	牛腱	35g		7g
	雞里肉、雞胸肉	30g		7g
	雞腿	40g		7g
	牛肚	50g		7g
	豬心	45g		7g
	豬肝	30g	20g	7g
	雞肝	40g	30g	7g

類別	品項	計量（可食部分生重）	蛋白質含量／份
豆類及其製品	豆包	30g	7g
	干絲	40g	7g
	臭豆腐	50g	7g
	無糖豆漿	190ml	7g

（參考資料：衛生福利部國民健康署，食物代換表，2019.05）

但是這些食物中，除了蛋白質外都還含有其他營養元素，也千萬不可只攝取其中一種，所有食物都該均衡攝取，才能擁有各種所需營養。

根據台灣衛生福利部國民健康署「國人膳食營養素參考攝取量」建議（第八版）。在兒童及青少年的蛋白質需要量 10 ～ 12 歲建議攝取量男性為 1.4g/kg（55g/day），女性為 1.3g/kg（50g/day）。13 ～ 15 歲男性為 1.3g/kg（70g/day），女性為 1.2g/kg（60g/day）。16 ～ 18 歲男性為 1.2g/kg（75g/day），女性為 1.1g/kg（55g/day）。

3 鈣質

大家都知道孩童要長高，骨頭要成長，最需要也最重要的物質便是鈣質。那麼鈣質在人體內是如何吸收的？又是如何作用於骨骼之間？比起喝牛奶，是不是吃鈣片能得到的鈣質最多？

在飲食控管上，我會建議孩童每日早晚都需要攝取一杯 250 毫升的鮮奶，裡面約含有 250 毫克的鈣質，早晚各飲用一杯，便至少能滿足一天所需鈣質的 1/2 了。其中要注意不可是有含糖分或是其他物質的調味乳，必須要是全脂的原味鮮奶。

有人會想問：「是不是喝越多牛奶越好呢？」我會回答：「不是。」每個人每天需要的鈣質都不一樣，一天至少需要 1000 ～ 1200 毫克的鈣。而 1 毫升的全脂牛奶有 1 毫克的鈣，且該鈣質能完全吸收，因此建議每天至少喝 500 毫升的全脂牛奶，來確保每天最少有 500 毫克的鈣。其餘的量可以多吃其他含鈣食物來補充。

同時，由於食物中的鈣生物利用率較好，也就是扣除代謝、排泄等生理運作後，人體能確實吸收的鈣較多，而鈣片的生物利用率較差，故建議多吃含鈣的食物。

除了牛奶外，許多食物中都含有鈣質，吃對食物，一樣能補充到所需的鈣質。但也要提醒家長們，盡量避免食用加工食品。越無法看出食物原型的食物，往往越難去知道他在加工過程中添加了什麼物質，也難以判斷透過加工的食物所剩下的營養物質還有多少。

高鈣食物建議表（每 100 公克食物含鈣量）

種類	50 ～ 100mg	101 ～ 200mg	201 ～ 500mg	500mg 以上
穀物澱粉類	綜合穀類粉、蒟蒻	糙米片隨身包、加鈣米	麥片	養身麥粉
堅果及種子類	白芝麻、杏仁粉、核桃粒	紅土花生、花生粉、蓮子、開心果	杏仁果、無花果	黑芝麻、黑芝麻粉、芝麻醬、芝麻糊、山粉圓、愛玉子
蔬菜水果類	海帶、芥菜、油菜花、甘薯葉、白鳳菜、青江菜、空心菜、菠菜、高麗菜、黑棗、葡萄乾、紅棗、芹菜、雪裡紅、桔子	紅莧菜、薄荷、九層塔、莧菜、綠豆芽、紅鳳菜、藤三七、川七、小白菜、油菜、黃秋葵、紫菜、龍眼乾、皇冠菜	黑甜菜、芥蘭、山芹菜、洋菜	髮菜、香椿
豆類	米豆、豆腐皮、蠶豆、花豆	黑豆、黃豆、豆鼓、綠豆、傳統豆腐、杏仁、紅豆、腰果	干絲、凍豆腐、黃豆	小方豆乾

種類	50～100mg	101～200mg	201～500mg	500mg 以上
魚貝類	紅蜻蜓魚、小龍蝦、白口、紅蟳、斑節蝦、干貝、螳螂蝦、草魚、海鰻、白花、白海參	蝦姑頭、牡蠣、文蛤、鹹小卷、劍蝦、牡蠣干、蝦仁	旗魚鬆、金錢魚、薔薇離鰭鯛	小魚干、蝦皮、蝦米、魚脯
乳品類		高鐵鈣脫脂牛乳、脫脂高鈣鮮乳、低脂鮮乳、低脂保久乳		奶粉、羊奶粉、羊乳片、乳酪

（參考資料：衛生福利部國民健康署，高鈣食物建議表）

在孩子青春期的成長階段中，骨骼的成長都是透過骨頭間的生長板進行軟骨內骨化，使得長骨增長。人體攝取營養最快速的方式便是透過進食。我們透過飲食，由腸胃分解吸收各種需要的營養素後，會透過血液將各部位需要的物質送到此處。而骨骼成長最需要的鈣質等物質，也是透過血液輸送至骨骼，再由生長板將這些鈣質合成為骨骼，使得骨骼成長。

鈣質的準確吸收除了幫助孩子長高外，還能提升人體骨質密度，我們看電視廣告常常會提到人到了老年，很容易出現骨質疏鬆的現象，好像骨質疏鬆是隨著年齡增長必然會出現的病況。造成骨質疏鬆的原因，便是因為人體血液中的鈣質含量不足，使得人體從骨骼中釋放鈣質，造成骨骼骨質的鬆動。

如果我們能在成長期便建立好健康、堅固的骨質密度，同時適當補充鈣質，除了能使得我們的骨骼在受到外在衝擊時足夠堅固不容易斷裂造成傷害外，更能有效防止隨著年齡增長而造成的骨質疏鬆，免於老年後骨質疏鬆的煩惱。

對於成長中的孩子而言，鈣質除了幫助骨骼成長外，血液中的鈣質同時也是維持身體生理機能運作的重要物質，包含神經傳導、肌肉收縮、內分泌系統的運作等等。當然，孩子的成長，只是補鈣是不夠的，除了鈣質外，各方面的營養攝取以及生活習慣、運動習慣、體重、遺傳、荷爾蒙都是與息息相關的，不能只靠補鈣。

運動時因為肌肉拉力造成的骨骼壓力，除了可以促進生長板生成骨骼外，還可以藉此增強骨質密度。

營養的攝取中，除了鈣質，也更應該要注重其餘營養，如蛋白質、維生素等攝取，因為有充分的營養，才可以使得人體有足夠合成成長所需的能源，保障成長萬無一失。

在人體器官中，副甲狀腺和腎臟更與鈣質的吸收息息相關。當副甲狀腺感受到血液中的鈣質含量不足時，便會讓腎臟吸收骨骼中的鈣質，使得血液中的鈣質含量增加，副甲狀腺也會命令小腸吸收鈣質，若是沒有副甲狀腺的命令，鈣質便有可能會隨著排泄而排掉，不會進到人體中。所以許多有副甲狀腺相關疾病的孩童，同時也會伴隨著成長的障礙。除了外在的營養攝取充足外，內在的臟器的健康也是需要多加注意的。

醫師小叮嚀

Q：如果我的孩子有乳糖不耐症怎麼辦？

A：多攝取其他含鈣食物，若仍不足，再考慮補充鈣片或其他物質。

有研究發現亞洲人普遍有乳糖不耐症的情況，許多孩子也被家長發現只要喝牛奶或是時用乳製品便會有腹瀉、不舒服的情況，但是孩子的成長需要鈣質，而鈣質含量最多的天然食物便是牛奶。

如果孩子有乳糖不耐症的情況，建議從其他乳製品或是鈣質含量豐富的食物來補充鈣質，若鈣質攝取仍不足，才會由醫生判斷後使用鈣片等物質來進行鈣質補充。

Q：外國人都長得比較高，是不是因為他們都把牛奶當水喝？

A：原因不只是牛奶，遺傳、文化、生活習慣等都有關係。

前面也提過，每個人每天需要且能吸收的鈣質都不一樣，外國人的身高秘密，真的與把牛奶當水喝這件事情有直接關係嗎？

其實外國人身材高大的原因，不只是出在牛奶身上。重點在於基因，再加上他們的乳製品豐富，以及從小就養成的運動習慣，戶外運動更是多不勝數。在國外，也因為牛奶相對亞洲來說較為便宜，所以能很簡單的便獲取的牛奶等奶製品，在營養中並不缺乏鈣質的吸收，就算人體一天吸收的量有限，但因為生活與飲食習慣等，能使得人體獲取到足夠的鈣質含量（甚至更多），所以才會使得外國人遠比亞洲人要來得高大。

4 糖分

在台灣，手搖茶飲店與便利商店林立，走在路上口渴了，隨時可以買一杯飲料，十分方便，但在這樣的便利下，我們往往忽略了所攝取的過多糖分。糖分可以給人體帶來熱量，但攝取過量，便會成為肥胖的元兇，同時，對成長期的兒童而言，糖分所帶來的不僅僅只是肥胖問題，還會深深地影響到孩子的成長。

各國都有研究指出糖分對於人體的危害遠遠大過於油脂。透過研究，發現處於成長期的兒童在喝下糖水後，體內的生長激素分泌明顯被抑制。同時，血糖的上升使得脂肪分解停止，導致脂肪堆積，進而引起肥胖。

生長激素的抑制，會使得兒童成長被迫減緩，甚至停滯。而肥胖的累積，會使得兒童體內雌性荷爾蒙的累積，導致骨齡超前，生長板提早密合。就算是有運動習慣的孩子，若在運動過後飲用含糖的運動飲料、手搖飲料、吃含糖點心，會使得運動毫無效果，讓你不只長不高，還長胖。

糖分除了造成生長的抑制與肥胖外，還會造成蛀牙、過敏疾病，也可能會導致兒童的注意力不集中、亢奮等問題。長期吃下過量糖分造成的上癮問題，也是各國正在重視的。

美國心臟醫學會建議 2 歲兒童到青少年，每日除了正餐外攝取的糖分不得超過 25 公克。而市面上的手搖飲料，隨便一杯半糖飲料便足以超標。再加上含糖優酪乳、養樂多、點心等，你所攝取的糖分就過多了。對於成長中的孩子來說，含糖飲料、手搖杯是一定要遠離的，而運動後、餐前、餐間的零食，更是要戒除。手搖飲料中所含的咖啡因會干擾體內鈣質的吸收，人工香料、色素等也會造成身體的負擔。

會有家長問：「那麼水果的糖是可以的嗎？現打果汁可以嗎？」現代人為了方便，也會用現打果汁來取代水果的攝取。許多天然的食物自身便含有糖分，相對於人工香精、砂糖等，要來的天然，但它同樣是糖分，同樣要注意攝取量。而市面上販賣的現打果汁，其實在製作時為了口感，會添加許多果糖或是我們不知道的化學成分，不清楚的人們為了健康喝下肚，卻造成了反效果。而水果在打成汁時，要打成一杯的量，往往需要使用到許多水果，也許這杯果汁並未另外添加糖分，但是因為過量的水果，也會造成攝取量超標。被打成果汁的水果也會被破壞所含的膳食纖維。如果真的要攝取水果，除了注意攝取量外，建議直接吃水果的原型。

5 脂肪

大眾總會把脂肪與肥胖、不健康，遲鈍等負面印象一起做聯想，但其實脂肪是人體所需的營養物質之一，也是成長時需要的物質，脂肪能儲存體內能量，用於人體活動的熱量消耗，它在腹腔中可以保護內臟避免身體碰撞造成的內臟傷害，也能維持神經的正常運作與皮膚的保護，而大腦所需要的營養素中，脂肪更是佔了很大的比例。

脂肪有許多種類，對於身體的好壞也有分別。好的脂肪如不飽和脂肪，有單元不飽和脂肪酸與多元不飽和脂肪酸之分，單元不飽和脂肪酸主要來自於植物油中，如純芥花油、橄欖油、花生、酪梨等。可以降低低密度膽固醇，提高高密度膽固醇比例，保護心血管健康。多元不飽和脂肪酸主要來源於魚油、葵花油等。有助於體內細胞膜的生成，能保持血管內的血液暢通。但要注意，多元不飽和脂肪酸容易因為高溫影響，產生自由基，反而會對身體健康造成危害。

壞的脂肪便是飽和脂肪與反式脂肪。飽和脂肪如豬油、奶油等會在室溫下呈現凝固狀的油脂，過多的飽和脂肪會增加體內的膽固醇，堵塞動脈，引起心血管疾病。反式脂肪常出現於有使用油脂的加工類食品，如：洋芋片、炸薯條、鬆軟添加許多奶油的麵包等等。這些加工食品在製作時，為了增加食物口感或是延長保存期限，在製作中會使油脂氫化，脂肪的分子結構輩改變，成為了會危害人體健康的不好油脂。

類別	細項	說明	來源
好的脂肪：不飽和脂肪	單元不飽和脂肪酸	降低低密度膽固醇，提高高密度膽固醇比例，保護心血管健康。	純芥花油、橄欖油、花生、酪梨等植物油。
	多元不飽和脂肪酸（注意受高溫影響後對人體有害）	有助於體內細胞膜的生成，能保持血管內的血液暢通。	魚油、葵花油等。
壞的脂肪	飽和脂肪	攝取過多會增加體內的膽固醇，堵塞動脈，引起心血管疾病。	豬油、奶油等在室溫下呈現凝固狀的油脂。
	反式脂肪	攝取過多容易有冠狀動脈心臟病、心臟病、心血管疾病等，提高血管硬化的風險。	洋芋片、炸薯條、鬆軟添加許多奶油的麵包等用現有油脂的加工品。

碳水化合物中有許多合成的脂肪酸，當這些壞的脂肪進入體內，游離脂肪酸便會跑到肝臟，造成脂肪肝，對於成長期的孩子而言，體內的生長因子受體會因為被游離脂肪酸佔據而減少，進而影響到

身體對於胰島素與生長因子的判斷，導致生長因子分泌減少。

但是胰島素與生長因子的作用會代謝體內的脂肪，所以游離脂肪酸造成的生長因子分泌減少，便會導致兒童體內的脂肪堆積與更難以分解，從而導致肥胖。同時替內的脂肪堆積也會造成雌性荷爾蒙的堆積，使得兒童身體受荷爾蒙的影響提早發育、生長板提早密合。

狀況一：脂肪量正常

胰島素＋生長因子正常分泌→正常代謝脂肪

狀況二：脂肪量過多

生長因子減少分泌→脂肪堆積→導致肥胖、荷爾蒙堆積，身體提早發育

這些不好的油脂容易在體內形成堆積，進而影響身材外貌，以及身體健康。所以在飲食時，我們不是要全部避免脂肪食品，而是要智慧的選擇健康的油脂，才能獲得更好的健康。

6 鋅 & 精氨酸

鋅是對人體非常重要的微量金屬元素，佔人體中的微量金屬含量僅次於鐵。不論是成人或是孩童，鋅對於人體都是非常重要的物質。鋅是人體合成細胞膜的必要成分之一，也是合成許多酵素的重要媒介，與身體的免疫力還有組織生長息息相關，能幫助皮膚生成、傷口癒合、毛髮與指甲生長等。

對兒童而言，鋅同時也關係到身體的成長，若成長過程中缺乏鋅，會影響到身體的營養吸收、內分泌、細胞成長甚至免疫力。經過實驗也已經證實，在成長過程中有接受鋅補充的孩童，成長狀態比未受鋅補充的孩童要來得好。

對成年人而言，鋅同樣也關係到男女性的生殖情況，男性缺乏鋅，會影響攝護腺功能與生育能力，女性缺乏鋅，則會影響生理期狀態。

鋅雖然是人體很重要的元素，但是也不能因此就攝取過量。攝取過量的鋅可能會產生毒素，也會干擾體內其他礦物質的攝取與儲存。

根據衛福部國民健康署的國人膳食營養素參考攝取量，建議成年男性一日攝取鋅 15 毫克，女性一日 12 毫克，孕婦與哺乳媽媽可多攝取鋅至一日 15 毫克，上限攝取量建議為一日 35 毫克。

要攝取營養素，最好的方法便是從天然食物中獲得，如：牡蠣和生蠔便含有豐富的鋅元素，雞肉、牛肉、麥芽、芝麻、大豆等都是含有鋅元素的天然食物。

若要補充藥物的鋅，一定要先請教過專業醫師，確定體內是否真的缺乏鋅，並且依照醫生指示的劑量服用。

常見含鋅食物 糙米、胚芽米飯、瘦肉類、蝦仁、牡蠣、蛋黃、芝麻、南瓜子。

（參考資料：愛群兒童成長診所《兒童性早手衛教手冊》）

另外，許多求好心切的媽媽們在網路上、電視上看到關於精氨酸的營養訊息，便會購買精氨酸營養品來給小孩子服用，又或是會有一些醫療院所會建議家長們購買精氨酸產品，在我的門診也會遇到家長來詢問是否可以給孩子服用精氨酸。

精氨酸到底是什麼？真的有什麼神奇的功效嗎？這裡我來為各位家長們解答疑問。

精氨酸（Arginine）是一種 α - 胺基酸，為常見的二十種天然胺基酸之一，是一種人體可以自行產生的非必要胺基酸。精氨酸可做為一氧化氮的前驅物質，作用於身體各種組織，能在腦部作為協助神經傳導的物質，也能調節人體免疫系統。

精氨酸居然是這麼好的東西，那麼應該要給孩子多多補充才對！

其實不然。精氨酸其實透過日常飲食中的蛋白質食物中即可取得，如：肉類、豆類、全穀類、乳製品等。口服型藥物類的精氨酸，含量較天然食物中多，但是讓兒童使用高劑量的精氨酸並不安全。

許多求好心切的父母，聽信他人推薦購買昂貴的精氨酸口服產品，花錢事小，讓孩子造成危險才是得不償失。

7 如何為孩子設計營養充足的食譜？

瞭解各種營養與身體成長的關聯後，我們就可以為孩子進行營養食譜的設計，幫助孩子攝取營養。

要先考量蛋白質、脂肪、碳水化合物這三大營養素是否足夠。而分別含有三大營養素的食物本身就會包含很多物質，例如：鈣、維生素、礦物質等。若連上述食物都不夠，其他物質也很容易缺乏。

蛋白質 魚、蛋、肉、豆類。

脂肪 不刻意攝取油品。許多食物本身就含有豐富的油脂，例如牛排、牛奶、堅果等。注意牛奶一定要全脂，低脂或脫脂品脂溶性營養不夠，已經把原本很好的營養過濾掉了。

碳水化合物 五穀雜糧、根莖類、全穀類。

或許有人會想：「這麼多營養怎麼一一補充呢？」別擔心，每種食物都含有多項物質，只要抓準三大營養素的食物類別，就可以同時補充到多種營養。

例如：含蛋白質的食物中同時有鈣、鐵、鋅與其他物質；牛排同時有脂肪、鐵；富含碳水化合物的食物中，糙米與胚芽米含有維生素B群、而地瓜則有充足的纖維。此外，建議一定要吃原型食物，例如糙米或五穀米，而非精緻米、精緻麵，那些固然好吃，但去除了很多營養。

若含蛋白質的食物不夠，鈣相對可能也不夠。三大營養素都充足了，才會補充單一物質。例如：微量金屬都含在食物中，設計食譜時先從三大營養素下手，補充能量，再補充其他像鈣、維生素、礦物質等微量元素。

嬰兒時期除了母乳，要查看副食品的成分，注意蛋白質、油脂、碳水化合物的補充。4個月後開始吃粥了，可以加點碎肉、蛋黃等，這些全都符合上述三大營養素的原則。同時，建議自己熬米湯，吃原型食物，而非化學、合成的粥品，也盡量不要有調味料、醬油、醃漬品等。

醫師小叮嚀

Q：營養食譜會不會很沒味道呢？如果在一開始想讓孩子吃的話，有沒有可以折衷添加調味料的選擇呢？

A：適時調味，不矯枉過正，才是最健康的選擇。

正確的調味是指不過度調味，而非完全不調味，切勿矯枉過正。像鹽巴常常被誤會，「不要加，對身體不好」。但人每天本來就要攝取一定的鹽份，跑步運動都要透過鹽來補充鈉離子，若完完全全的原味，缺乏鈉反而對人體有害。

孩子副食品也是，並不是完全不能添加，而是加得適量、少量。重口味源自於大人的烹飪方式，加醬油、味素、雞湯塊等才叫重口味，但以嬰兒的食物來說，只加點鹽巴是可以的。

若讓孩子從小就吃油炸物很傷身體。油炸除了破壞食物的營養成份外，重點在於油的品質，若品質不好，「丙烯醯胺」（acrylamide）等致癌物都會產生。而深受許多家庭喜愛的氣炸鍋，因為不透過高溫油炸食物相對健康。

最後，三大營養素建議要嚴格執行到 18 歲，雖然骨齡男生長到 16 歲、女生長到 14 歲，但仍有 +- 空間。有些男生可能到 18 歲骨齡還沒關，骨齡還在 16 歲以內仍然在生長，那時更需要補充營養。

建議的吃飯步驟

在進行食譜設計時，我們還要瞭解不同類別的人適合的吃飯步驟，才能更幫助食物營養的吸收。

以往台灣人的飲食方式，都是認為有調味的菜與肉要搭配著沒有味道的白飯一起吃，但是這樣的飲食方式，往往會讓熱量最高的米飯先行被腸胃吸收。對於肥胖的小朋友來說，建議的吃飯順序應該是湯先喝、而後蔬菜優先於肉和米飯，最後是水果。這樣才能讓蔬菜中的營養先行被吸收。

以湯和蔬菜先行墊胃，讓胃先有飽足感，對於熱量較高的米飯就不會吃得那麼多，還可以有效防止脂肪囤積。

而瘦小的孩童則不建議先喝湯，因為他們原本胃口就不好，先喝湯可能就吃不下了。可以從蔬菜→肉類→米飯，分別各一口循環著吃，最後再吃水果。

還有一點很重要，就是除了正餐之外，餐與餐之間（如早餐與午餐間，午餐與晚餐間）不要讓孩子吃點心，只要三餐的營養足夠，便足以提供一日所需的營養與熱量，額外的點心只會造成過度的攝食以及身體的負擔。

如何計算一日所需熱量

每個人根據年紀、日常活動、基礎代謝等，所需要的熱量會有所不同。對於成長中的孩子而言所需要的熱量與成年人是不同的，由於成長中體內需要的合成作用大過於分解作用，所需要的能量很多，所以往往會多過於成年人一日所需的熱量。如果攝取的營養與熱量不足，便會影響到孩子的成長。

熱量的計算是全方面的，在進行計算前，我們要先瞭解孩子目前的身體 BMI 以及日常活動量。

身體 BMI 指數計算方式：

兒童及青少年生長身體質量指數 BMI 建議值

年紀	男性				女性			
	過輕	正常範圍	過重	肥胖	過輕	正常範圍	過重	肥胖
	BMI<	BMI 介於	BMI≥	BMI≥	BMI<	BMI 介於	BMI≥	BMI≥
0.0	11.5	11.5-14.8	14.8	15.8	11.5	11.5-14.7	14.7	15.5
0.5	15.2	15.2-18.9	18.9	19.9	14.6	14.6-18.6	18.6	19.6
1.0	14.8	14.8-18.3	18.3	19.2	14.2	14.2-17.9	17.9	19.0
1.5	14.2	14.2-17.5	17.5	18.5	13.7	13.7-17.2	17.2	18.2
2.0	14.2	14.2-17.4	17.4	18.3	13.7	13.7-17.2	17.2	18.1
2.5	13.9	13.9-17.2	17.2	18.0	13.6	13.6-17.0	17.0	17.9

年紀	男性				女性			
	過輕	正常範圍	過重	肥胖	過輕	正常範圍	過重	肥胖
	BMI<	BMI 介於	BMI≥	BMI≥	BMI<	BMI 介於	BMI≥	BMI≥
3.0	13.7	13.7-17.0	17.0	17.8	13.5	13.5-16.9	16.9	17.8
3.5	13.6	13.6-16.8	16.8	17.7	13.3	13.3-16.8	16.8	17.8
4.0	13.4	13.4-16.7	16.7	17.6	13.2	13.2-16.8	16.8	17.9
4.5	13.3	13.3-16.7	16.7	17.6	13.1	13.1-16.9	16.9	18.0
5.0	13.3	13.3-16.7	16.7	17.7	13.1	13.1-17.0	17.0	18.1
5.5	13.4	13.4-16.7	16.7	18.0	13.1	13.1-17.0	17.0	18.3
6.0	13.5	13.5-16.9	16.9	18.5	13.1	13.1-17.2	17.2	18.8
6.5	13.6	13.6-17.3	17.3	19.2	13.2	13.2-17.5	17.5	19.2
7.0	13.8	13.8-17.9	17.9	20.3	13.4	13.4-17.7	17.7	19.6
7.5	14.0	14.0-18.6	18.6	21.2	13.7	13.7-18.0	18.0	20.3
8.0	14.1	14.1-19.0	19.0	21.6	13.8	13.8-18.4	18.4	20.7
8.5	14.2	14.2-19.3	19.3	22.0	13.9	13.9-18.8	18.8	21.0
9.0	14.3	14.3-19.5	19.5	22.3	14.0	14.0-19.1	19.1	21.3
9.5	14.4	14.4-19.7	19.7	22.5	14.1	14.1-19.3	19.3	21.6
10	14.5	14.5-20.0	20.0	22.7	14.3	14.3-19.7	19.7	22.0
10.5	14.6	14.6-20.3	20.3	22.9	14.4	14.4-20.1	20.1	22.3
11	14.8	14.8-20.7	20.7	23.2	14.7	14.7-20.5	20.5	22.7
11.5	15.0	15.0-21.0	21.0	23.5	14.9	14.9-20.9	20.9	23.1
12	15.2	15.2-21.3	21.3	23.9	15.2	15.2-21.3	21.3	23.5

年紀	男性				女性			
	過輕	正常範圍	過重	肥胖	過輕	正常範圍	過重	肥胖
	BMI<	BMI 介於	BMI≥	BMI≥	BMI<	BMI 介於	BMI≥	BMI≥
12.5	15.4	15.4-21.5	21.5	24.2	15.4	15.4-21.6	21.6	23.9
13	15.7	15.7-21.9	21.9	24.5	15.7	15.7-21.9	21.9	24.3
13.5	16.0	16.0-22.2	22.2	24.8	16.0	16.0-22.2	22.2	24.6
14	16.3	16.3-22.5	22.5	25.0	16.3	16.3-22.5	22.5	24.9
14.5	16.6	16.6-22.7	22.7	25.2	16.5	16.5-22.7	22.7	25.1
15	16.9	16.9-22.9	22.9	25.4	16.7	16.7-22.7	22.7	25.2
15.5	17.2	17.2-23.1	23.1	25.5	16.9	16.9-22.7	22.7	25.3
16	17.4	17.4-23.3	23.3	25.6	17.1	17.1-22.7	22.7	25.3
16.5	17.6	17.6-23.4	23.4	25.6	17.2	17.2-22.7	22.7	25.3
17	17.8	17.8-23.5	23.5	25.6	17.3	17.3-22.7	22.7	25.3
17.5	18.0	18.0-23.6	23.6	25.6	17.3	17.3-22.7	22.7	25.3

（參考資料：衛生福利部國民健康署，兒童及青少年生長身體質量指數 BMI 建議值，102 年 6 月 11 日公布）

而後透過孩子的日常生活習慣，瞭解孩子的日常運動量是輕度、中度或是重度。

兒童運動量參考

嬰兒（0～1 歲）

每日能趴著持續 30 分鐘，可以抓握、翻身、從翻身到坐著、站立、爬行或行走。

幼兒（1～2歲）

每日活動至少3小時以上，包含行走、跑步、跳躍等等。

學齡前兒童（3～5歲）

輕度、中度或費力活動進行3小時以上，例如：走路、跑步、騎腳踏車或三輪車、跳躍、踢球、丟球等等。

輕度：指任何可以輕易做到的運動。

中度：指進行10分鐘以上時，可以一邊活動一邊順暢對話，但無法唱歌的強度。

費力：指進行10分鐘以上時，無法一邊活動一邊輕鬆說話的強度。

學齡兒童與青少年（6～17歲）

每日應參與60分鐘以上中度～費力的活動，包含以下三種不同種類的活動。

有氧運動：跑步、騎腳踏車、單腳跳、跳繩、游泳、跳舞、體操等等活動，每週至少要有三天以上的費力有氧運動。

肌力訓練：每週要有三天以上的肌力訓練，活動可以只是單純的啞鈴訓練或彈力帶訓練，也可透過遊戲進行，例如：玩公園內的遊樂設施、球類運動、拔河、攀岩、體操等等。

骨骼強化訓練：每週應有三天以上的增強骨骼訓練，項目可結合有氧訓練或肌力訓練，例如：跑步、跳繩、籃球、網球、體操等等。

接下來就可以綜合數據，來推斷孩子一日所需的熱量大約為多少。而表格中的熱量代表這些食物種類相加的總熱量喔。例如：1～3 歲活動量稍低的寶貝，每天約需要 1150 大卡的熱量，即 1.5 碗全穀雜糧類 +1 碗糙米飯 +0.5 碗白米飯 +2 份豆魚蛋肉類 +2 杯乳品 +2 份蔬菜 +2 份水果 +4 份油脂與堅果類。

1～6 歲幼兒一日飲食建議量

年齡（歲）		1～3 歲		4～6 歲			
活動量 熱量（大卡）		稍低 1150	適度 1350	男孩 稍低 1550	女孩 稍低 1400	男孩 適度 1800	女孩 適度 1650
食物種類	全穀雜糧類（碗）	1.5	2	2.5	2	3	3
	未精製（碗）（如糙米飯、全麥食品、燕麥、玉米、蕃薯等。）	1	1	1.5	1	2	2
	其他（碗）（指白米飯、白麵條、白麵包、饅頭等。）	0.5	1	1	1	1	1
	豆魚蛋肉類（份）	2	3	3	3	4	3
	乳品類（杯）（2 歲以下不宜飲用低脂或脫脂乳品。）	2	2	2	2	2	2
	蔬菜類（份）	2	2	3	3	3	3
	水果類（份）	2	2	2	2	2	2
	油脂與堅果種子類（份）	4	4	4	4	5	4

（參考資料：衛生福利部國民健康署《幼兒期營養手冊》）

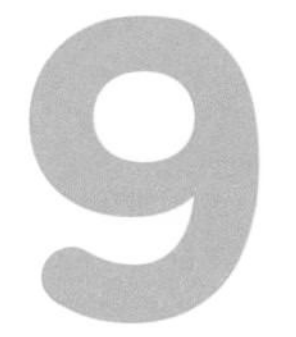

如何判斷營養豐富的料理

「外食族該怎麼吃得營養呢？」很多人都會這樣問。外食雖然無法很嚴謹地抓到營養素的量，但可以大概估算。

例如以「一個便當法則」為基準就不太會吃錯了。便當盒中，富含碳水化合物的米飯占最多，每小格又有不同的青菜，配上一塊肉就含有蛋白質與油脂，這就是最基本又有三大營養素的餐點組合了。

如果到餐廳呢？以牛肉麵為例，麵為澱粉類，可以補充碳水化合物、肉含油脂與蛋白質，但蔬果不夠，就叫一份燙青菜，注意不要過油、過多醬料，這樣這餐的營養就夠了。或者吃陽春麵時，僅有碳水化合物，肉不夠就加一顆滷蛋、兩塊豆腐補充蛋白質與油脂，這樣營養均衡的搭配。

此外，若沒有青菜，水果也可以，但不要醃過、加過梅粉等等，品嘗新鮮的原型水果，越天然越好。

10 轉骨湯大哉問

轉骨湯顧名思義就是，藉由中藥的調理，讓我們長得高、長得好。在青春期前，通常男生約 11 ～ 13 歲，女生約 10 ～ 12 歲是服用的好時機，但這個年齡僅為參考，還是要以實際的生長狀況評估，在男生睪丸慢慢變大，女生乳房發育時服用為佳。

古代環境單純汙染少，孩子的生理年齡與實際年齡通常一樣，男生 11 ～ 13 歲時睪丸明顯發育，女生 10 ～ 12 歲乳房發育，故以該年齡作為轉骨湯的服用時機。但現代影響因素多，孩子普遍有性早熟的情況，生理年齡大於實際年齡的情況不在少數。例如：有的女孩 10 歲來初經，而乳房發育約在初經來之前兩年半，也就是說她 7 歲半時就可以開始喝轉骨湯了。因此，還是要看孩子的生長狀況，或詢問醫師來評估轉骨湯的服用時機，千萬不要聽信鄰居親友的建議就盲目服用。

中醫著重臟腑間的運作與和諧，強調「健脾益氣、養血柔肝、補腎填精」。脾胃健康有元氣，吸收好，才能長得好；顧好肝養好血，能幫助女生月事順利；男生補腎，精氣充足，促進性徵、骨骼生長。

在服用轉骨湯的同時，可以按摩「百會、湧泉、足三里、三陰交」穴位，並配合六大要點，加強效果。

六大要點要掌握

1.早點睡 每天 21：00 ～ 22：00 入睡，讓生長激素在 23：00 達到最高峰時能順利分泌。

2.吃高蛋白 吃蛋、豆、魚、肉類等高蛋白食物。

3.補充鈣質 補充 500 毫升的全脂牛奶、小魚乾、蝦米、黑芝麻、豆干、深綠色蔬菜等含鈣食物。

4.補充鋅 多吃糙米、胚芽米飯、瘦肉、蝦仁、牡蠣、蛋黃、芝麻、南瓜子等含鋅食物。

5.少碰不健康食物 隔餐時間不吃油炸、高糖、含咖啡因等食物。

6.規律運動 每天跳繩 500 下以上，運動 30 分鐘，日曬 15 分鐘。

四大穴位好處多

1.百會穴

位於頭頂正中央，左右兩耳延伸向上，至頭頂正中，與眉間中心往上的交會點。有安神，醒腦，開竅，明目，升提陽氣的功能。

2. 湧泉穴

位於足底，腳底五指用力彎曲，中央凹處（前端三分一）。有泄熱、降火、補腎的功能。

3. 足三里穴

位於膝蓋骨凹溝下方，四指寬處（三寸），脛骨的外側凹陷處。有調理脾胃，和腸消滯的功能。

4. 三陰交穴

位於小腿內側、足內踝上四指寬處（三寸），脛股內側、後方凹陷處。有補脾土，助運化，調月經的功能。

（參考資料：愛群醫療網【中醫】中醫轉骨，轉什麼？）

醫師小叮嚀

轉骨湯服用時機問醫師，看生長狀況最準確

常聽到「男生 11 ～ 13 歲，女生 10 ～ 12 歲的轉骨湯服用時機」只是參考，還是要依照孩子的生長狀況，觀察睪丸或乳房的發育情形，並且詢問專業醫師來評估喔！

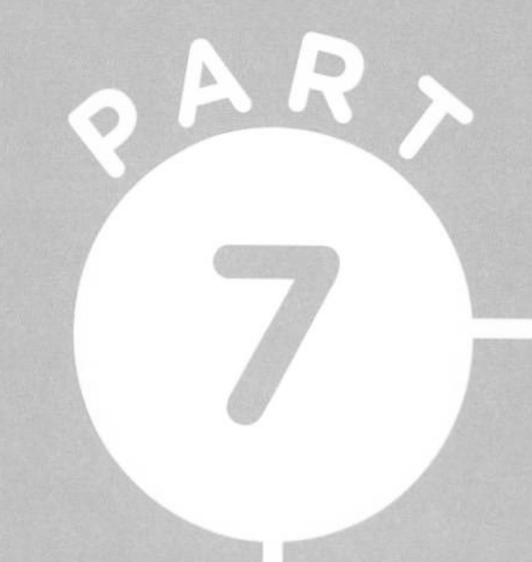

適時關機好好睡，身體機能好發揮

睡不好，睡得少，

身體的「大夜班」激素罷工了，

「日間班」的器官仍做個不停，

激素不分泌，器官不休息，

疲勞循環，成長受阻，

正視睡眠問題，

別在這裡前功盡棄。

1 睡眠與生長激素之間的關係

睡眠是人類的基本生理需求之一，人的一生中，有三分之一的時間幾乎都用在睡眠之上，可見睡眠對於人類生活的重要性。睡眠不僅能讓人體獲得休息，消除疲憊之外，同時也對人體的健康運作息息相關。

充足與適當的睡眠休息，可以讓人體獲得清晰的思考與記憶，也因為身體的充分休養，讓免疫力得以運作，使得人體遠離外在的病菌傷害，我們也常常會聽到有人說，女人要睡美容覺，這不是空穴來風，是因為充足的睡眠對於延緩身體老化是有幫助的。

而對於成長期兒童來說，睡眠更是影響成長發育的重大因素之一。成長期的兒童，一天裡生長激素的分泌有幾大高峰期，一為吃完飯的三小時後，也就是肚子最餓的時候、二為運動之後，三則是晚上 21:00 ～凌晨 03:00 熟睡時，而睡眠時所分泌的生長激素含量，與前二者相比，也是最多的。

各年齡適合的睡眠量

0～2 個月 14～18 小時。

3～12 個月 12～15 小時。

1～3 歲 11～14 小時。

3～5 歲 10～13 小時。

5～12 歲 9～11 小時。

12～18 歲 8～10 小時。

18 歲以上 7～9 小時。

睡眠居然可以讓人體分泌大量的生長激素，那麼是不是只要睡得多，孩子就可以長得高呢？不，這其中大有學問。

現代人常有熬夜的習慣，不管是熬夜追劇、熬夜打電動、讀書寫作業，或是夜晚睡不好，許多人會覺得，那麼趁假日可以多睡一些，睡到日上三竿，同樣也是睡足了 8 個小時，甚至是 10 個小時，這樣不是一樣不會影響到成長？但楊晨醫師要告訴你，這樣不正確的睡眠習慣與時間，往往讓孩子與生長激素的分泌擦肩而過。

人體在夜晚中真正分泌生長激素的時間，是晚上九點至凌晨三點，必須要在正確的時間入睡，才不會因此錯過。

那麼除了在正確的時間入睡外，還有許許多多與睡眠相關的事情，都會影響到孩子體內生長激素的分泌。

案例：改善過敏睡得好，小豪成長大進步！

9 歲 11 個月大的小豪是個瘦小的男孩，來看診時身高 128 公分、體重 25 公斤，皆落在 3 ～ 10% 的區間範圍。經過評估之後，發現他營養不均衡且有嚴重過敏體質，包括鼻子過敏等症狀。由於過敏會影響到小孩的深度睡眠，進而造成生長激素分泌下降，因此安排了營養分析及睡眠品質檢測。在檢查後發現有阻塞型呼呼紊亂且併入睡困難，故轉介耳鼻喉科。

醫師評估檢查並治療後，小豪鼻子的過敏狀況好轉，進而改善了睡眠品質。同時，營養的攝取也在專業營養師的介入後得到提升。3 個月後小豪生長發育有了變化，3 個月長了 1.7 公分，年長率為 6.8 公分，體重也增加了 1.5 公斤，區間範圍落點從 3 ～ 10% 進步到 10 ～ 25%，真是太好了！

2 何時睡覺、睡多久以及睡眠品質都很重要

現代的孩子們課業壓力大，根據我在診間內長期的追蹤與觀察，發現有許多國小的孩童，因為課業、才藝等原因，會到晚上十點、十一點過後才能睡覺，國中、高中生則會到更晚，過了十二點才能休息入睡的孩子大有人在。

我都會跟家長還有孩子們說：「請一定要在晚上九點上床，最好在十點前入睡。」這是因為生長激素的分泌，不只是在正確的時間點入睡就行，還要能到達深層睡眠的程度，才能讓生長激素的分泌到大最大值。

睡眠時間與睡眠品質，才是成長期的孩子最要注意的兩大重點。許多家長往往在見到孩子入睡後，便不會再去打擾觀察孩子的睡眠狀態，所以也往往會忽略了孩子入睡後的睡眠品質問題。要偵測人體的睡眠品質，有些醫師會安排孩子與家長至醫院進行睡眠檢測。

睡眠檢測便是透過在身上各處貼上偵測用的儀器，在醫院睡一晚，透過儀器的感知來偵測人體的睡眠狀態。可是也有許多受試者反應，由於換到了陌生的睡眠環境，加上身上貼著許許多多的儀器，

連翻身都有困難，更不可能好好睡。而許多孩童更是有認床的習慣，一換了環境就無法安眠。導致醫院雖然有精準的儀器，卻不一定能反映受測者最真實的睡眠狀態。若為不認床、在任何環境下都能安穩入睡的受測者，十分推薦去醫院檢測，設備最完善且最精準；若會認床、容易受到干擾的受測者，則不建議。

且由於醫院中設有睡眠檢測的相關醫療團隊與床位並不多，許多需要進行睡眠檢測的人往往需要等待許久才能排到檢測床位。

台灣便有醫療生技團隊研發了新的睡眠檢測設備，儀器變得輕便，小小的容易安裝，戴在人體上幾乎感覺不出來有攜帶儀器，我們可以透過申請，將小小的檢測儀器帶回家在睡眠時使用，儀器會將受試者的睡眠數據回傳，並且進行分析，得出受試者的睡眠報告書。

這樣的儀器對於需要進行睡眠檢測的孩童來說要舒適得多，並且也能得到更真實準確的數據，讓我們得以知道孩子真實的睡眠狀況。

透過睡眠檢測報告的輔助，我們也從而得知了許許多多孩童成長與睡眠的關聯。以下有幾個案例可以分享給大家。

案例 1：正常睡卻睡得差，原來是周邊鄰居惹得禍

小美因為進入青春期後身高發育不良的狀況而就診，在經過一連串的檢測時，我們注意到小美的精神狀態時常不好，但是在詢問

小美的睡眠時間時，卻並沒有發現異樣，所以我們便使用檢測儀器讓小美回家實際觀察自己的睡眠狀態。

經過一段時間的檢測，我們在報告上，發現小美在晚上入睡後，到了凌晨二、三點時，有明顯的睡眠被打擾的情況，透過詢問家長，我們發現小美家旁邊是一間商店，而那間店習慣在凌晨二、三點時準備開店，隔壁鄰居開店準備的聲音打擾到了小美的睡眠，讓本該是深眠期間的睡眠被打斷。

這不只打亂了生長激素的分泌，也因為睡眠時的干擾，造成了小美睡眠品質不佳，使得白天的精神狀態受到影響。

發現原因後，家長們透過幫小美換房間，盡量遠離隔壁鄰居，讓小美得以重新擁有良好的睡眠。

案例 2：改善過敏，解決睡不好又長不好

小明是個過敏兒，從小就有很嚴重的鼻子過敏，時常會有打噴嚏、流鼻水、鼻塞等症狀，到了新環境、季節變換時更嚴重。也因為長期的過敏症狀，導致了小明到了晚上睡覺時，會因為呼吸不順暢、不舒服，而睡不好，無法熟睡。

這樣長期的狀態下，小明爸爸發現小明在進入發育期時，身材比同年齡的孩子要來得瘦小，在學校的課業表現上也不盡人意，老師也總反應小明在上課時會有精神不濟、容易分心，甚至打瞌睡的狀態。

透過睡眠檢測，發現小明因為過敏而導致了長期的睡眠不足。這不僅僅影響到了孩子的生長發育，甚至還使得孩子在白天上課時無法好好上課。在情緒表現上也影響深遠，孩子的情緒起伏大，還容易因為小事情而感到憤怒或是沮喪。

在發現了孩子的睡眠問題以及過敏的影響後，小明爸爸帶著小明看了過敏門診，切除了小明因為長期過敏而導致的腺樣體肥厚，並且加以控制身體的過敏情況，讓小明的睡眠狀態得到很大的改善。

小明爸爸也說，小明的睡眠變得好了，成績也有了非常明顯的改善，在人際相處上也明比以前要好很多，而在成長發育上也漸漸的追上的同年齡人的水平。

睡眠問題不分年齡，是你我必須面對的課題

透過以上的案例，我們可以知道影響孩子睡眠品質的因素有很多，我們不是只追求在正確的時間內睡覺就可以了，還必須要確保睡眠品質才能達到真正有效的結果。

而睡眠也不只有影響生長激素的分泌，還與孩子的精神狀態、課業狀態、人際狀態息息相關。

睡眠對於大人而言也非常重要，睡眠不足、睡眠剝奪這個議題，是存在於所有年齡層的，而從小能幫孩子建立好的睡眠環境與品質，養成好的睡眠習慣，對於孩子成長的各方面，甚至一路到長大成人後，都有很重要的健康意義。

現代人手機不離身，躺在床上，在睡前滑一下手機，看看網站、追追劇已經成為了一種生活常態了，但 3C 產品產生的藍光，經過各國實驗觀察，也已經確定是會影響到人的睡眠狀態的，所以睡前盡量不要使用 3C 產品，這不只是一個口號，而是真的在為了大眾的睡眠與生活著想。

另外，也要提醒，在睡覺前不宜喝太多水，睡眠檢測團隊也有相關案例，因為睡眠前喝太多水，導致入睡後頻繁的起床上廁所，而造成睡眠不安穩，睡眠不足的人不在少數。

PART 8

姿勢對了，成長方向就對了！

坐下、走路、跑步、躺臥……

壞習慣不斷累積，小心腰酸背痛，

還容易長「歪」，

認識正確姿勢，建立好習慣，

養出好體態！

1 兒童骨骼成長歷程與鐘擺現象

人體成長就像小樹苗，除了給予營養與正常作息外，姿勢也很重要。姿勢不良，就如同受到外力壓迫的樹，長久下來原本筆直的樹幹也會變得歪斜生長。這一章，我們就要談到姿勢帶給成長期孩童的影響，還有不正確的姿勢會造成的問題與如何修正調整。

人並非出生下來便能直立行走，隨著在母體內、出生後，到長大成人，我們的體態會隨著骨骼與肌肉的發育逐漸改變，從搖搖晃晃的學步到能穩健地站立行走與跑跳，這期間我們的體態姿勢也是不斷在變化的，所以在瞭解不良姿勢以前，我們也要瞭解兒童骨骼體態成長的歷程，才能更清楚知道兒童成長的不同階段，我們應該要注意什麼。

當寶寶在母體內時，因為空間的影響，必須蜷縮著身體，所以下半肢會呈現 O 型，出生後到初期學步時，由於腿部肌肉尚未成長完畢，無法負荷身體的重量，亦會有 O 型腿的狀態，直到學步後期，肌肉逐漸發達，能承受身體重量後，在 2、3 歲時，會呈現 X 型腿，直到 4 歲過後，肌肉成長完整，方能逐漸拉伸、拉直，X 型腿會逐漸改善，到了 6、7 歲時，腿部可以直立站立與行走。

這樣的成長過程，我們稱之為兒童骨骼成長的鐘擺現象（pendulum phenomenon）。

有些家長在孩子學步前期，見到孩子 O 型腿的走路姿勢，會擔心孩子是不是出生下來就是 O 型腿，而強制孩子站直腿，其實在學步前期的 O 型腿是正常的，只要日後腿型有隨著成長而逐漸改變，家長不用擔心。

2 駝背

瞭解了兒童的骨骼成長歷程，接下來要正式介紹我們常見的，影響成長甚至是未來身體健康的不良姿勢。這些不良姿勢，不僅孩童階段時需要注意，家長與各位大人們也要一同注意。

不可否認，現今的人們因為電腦、電視的使用，坐在椅子上的時間遠比以前要來得長，現在的兒童也是如此，除了上課、寫作也坐在課桌椅前外，回家後、休閒時，大多時候亦是選擇坐在桌前使用電腦、看電視，運動量大幅減少，進而使得肌力成長減退，讓背脊無法承受長時間的挺直。

很多人在使用電腦時，往往不會注意到電腦螢幕與桌椅之間的位置高度是否恰當，當電腦、手機、平板螢幕過低時，人往往會不自覺地降低背脊高度，變成駝背的姿勢。

在念書寫作業時，也會因為桌椅高度問題，或是沒有注意坐姿，變成駝背甚至趴在桌子上寫字，這樣子除了駝背問題外，也會因為眼睛離書本太靠近，從而導致近視。

另外，現代孩子課業繁重，小小的肩膀上往往要背著沉重的書包，過度沉重的背包也有可能是造成駝背的原因。長時間的駝背，容易引起肩頸腰背痠痛等，甚至引發脊椎疾病，如：脊椎側彎、脊椎滑脫症、僵直性脊椎炎……。也可能會導致胸骨下陷，造成呼吸不順暢，甚至缺氧。

家長們在選擇孩子的書桌時一定要請孩子親自試坐，看孩子使用桌椅時的高度是否適當、是否能維持正確坐姿。在使用3C產品時，也該注意螢幕的高低遠近，遠離錯誤姿勢外，也遠離近視的影響。

同時，也要注意孩子的書包是否過度沉重，以及書包背帶是否足以支撐。

3 翹腳

許多影視作品或是孩童身旁的大人，在坐下時時常會順勢翹起腳，當孩童看到大人的姿態時，會產生想要模仿的慾望，故而也會學大人坐下翹起腳。如果因為好玩、模仿，最後養成了翹腳的習慣，會有不好的影響。

由於翹腳的坐姿會使得半邊臀部懸空，只有單邊髖骨下方與椅面做接觸，從而導致身體重心偏向某一邊，身體重心因而前移，背部遠離椅背，脊椎沒有依靠支撐。

而翹起的腳因髖關節懸空和腿部外側肌肉過度拉扯，可能會導致關節沒有卡在正確位置，造成關節錯位；翹腳時骨盆轉動，身體為了保持平衡，會跟著轉動，重心偏向一側，脊椎也跟著側彎，長久下來會造成骨盆錯位、脊椎側彎。

對於尚在成長階段的孩子而言，翹腳的姿勢會使得腿部血管與肌肉受到壓迫，阻礙血液循環產生痠麻的現象，長期下來會影響下半肢的血液供給與肌肉營養，影響肌肉生長。

家長們除了注意與提醒孩子的坐姿之外，也要注意自身的習慣，是否因為自己習慣翹腳而影響孩子。

走路姿勢不良

走路的姿勢也是經常會被忽略的，大家往往都把走路視作很簡單、理所當然的事情，卻並不知道走路姿勢也有正確與否。

扣除孩子在初期成長時，因為肌肉張力不足而會呈現的 O 型、X 型腿外，在能平穩行走的階段，更該是否有建立正確的走路習慣。

常見的不良行走姿勢如：

1. 內八行走 腳尖朝內、腳踝朝外、膝蓋朝向內側，行走搖晃，重心偏向內側。

2. 外八行走 腳尖過度朝外、腳踝朝內、膝蓋朝向外側，遠看有 O 型腿的傾向。

3. 駝背行走 走路時背部彎曲，脖子向前伸，重心向前。

4. 挺胸行走 重心向前，腰部向前挺，脊椎同樣朝前傾斜，造成胸部挺出。

5. 膝蓋彎曲行走 邁出步伐時膝蓋彎曲，走路時膝蓋沒有伸直。

6. 傾斜一邊行走 可能因為單側肩膀揹東西，而造成走路時身體傾斜一邊著行走。

這些不良姿勢其實都可以透過鞋子的磨損程度來察覺，正常行走時，鞋底的磨損程度應該都是同樣的，如果姿勢不正確，則會造成鞋底可能只有特定某個部分磨損。

如外八走路時，左右腳鞋子會同時只有外側磨損，內八走路時鞋子會同時只有內側磨損；駝背行走時，因為重心都在前面，所以會造成鞋底只有前半部磨損；而膝蓋彎曲行走時容易拖著腳後跟，往往會能聽到明顯的鞋後跟磨地的聲音，鞋後跟也容易磨損；如果身體重新時常傾向某一邊，則會造成兩腳鞋底磨損程度不同的狀態。

正確行走姿勢

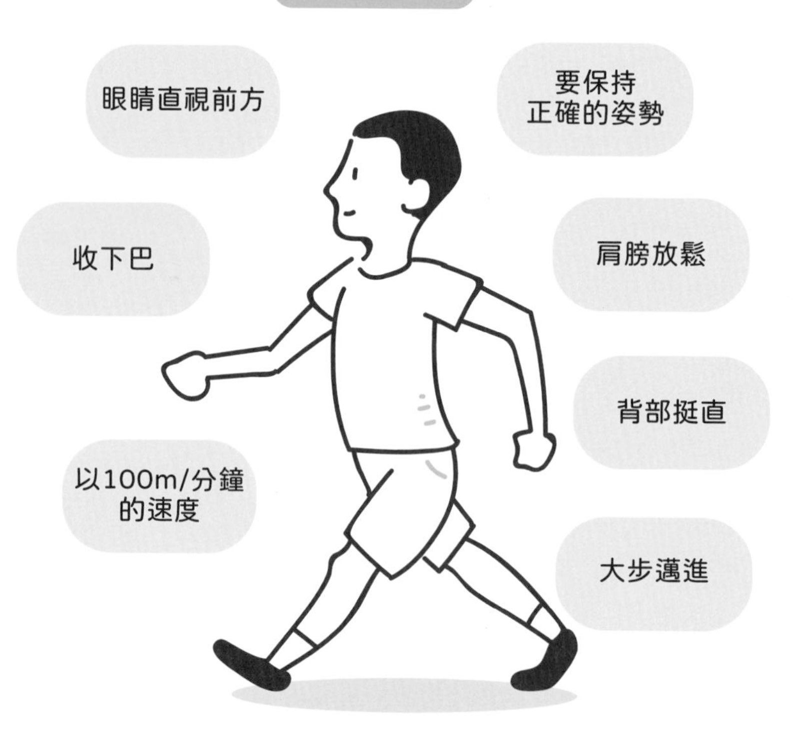
眼睛直視前方
要保持
正確的姿勢
收下巴
肩膀放鬆
背部挺直
以100m/分鐘
的速度
大步邁進

不良的走路姿勢會造成肌肉的不正常成長，使得體態異常，同時也會造成關節與韌帶變形，磨損關節，導致疼痛，甚至難以行走，或骨盆往前後傾斜的狀況，這樣容易導致行走時平衡不穩，容易跌倒受傷。

很多人都會以為走路只需要使用到膝蓋以下，其實這是完全錯誤的觀念，行走時脊椎應該呈現垂直於身體中軸的狀態，並且與用跨股、大腿、膝蓋至小腿，整個下半身的肌肉來走路。

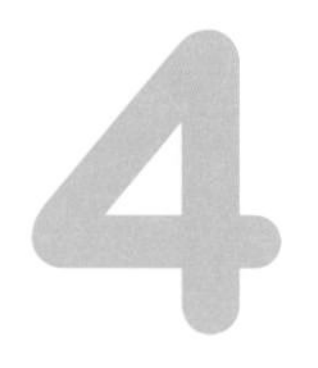

挺肚站姿

許多人看到小孩子挺著圓滾滾的小肚子，搖搖晃晃地行走，像是小孩版的聖誕老公公時，會覺得十分逗趣可愛，但是這樣的姿勢對於孩童的成長同樣有所影響。

挺肚站姿最常發生在滿 1 歲後，開始學習站立、行走的幼童身上。這時候的孩子髖關節、軀幹肌肉和神經發展未完全，因此會藉由骨盆前傾，韌帶拉緊，使得腰椎被牽制住，讓身體能直立，這樣的姿勢會讓肚子的重心往前，肚子凸出。

這樣的姿勢由於不需要肌肉發力，所以是一個相對輕鬆的站姿，但也因為沒有肌肉張力來維持平衡，所以容易因為外力碰撞而不穩摔倒，長時未使用肌力，也會導致肌肉發育不平衡、肌肉張力不足。

沒有肌肉的保護，身體與外力的重量更容易直接壓迫骨骼，造成骨骼歪斜生長，會因此形成骨盆骨骼前傾，身體重心前移，或是脊椎歪斜、側彎，導致日後神經疼痛或是女性子宮後傾等症狀。

家長們可以透過觀察孩子站立時的側面姿勢，身體與各處大關節是否維持在同一直線，以及肚子是否向前挺出，來判斷孩子的站姿是否正確。其實在 3 歲以前的孩子由於肌力尚未發展完全，所以多多少少會使用這樣的姿勢借力站立，但是 3 歲以後仍舊是用這樣的姿勢時就該注意，協助孩子矯正姿勢。

5 W 型腿坐姿

W 型腿坐姿又被稱作鴨子坐，我們常能在剛學會坐或爬的幼童身上看到。由於幼童的肌肉尚未發育完全，所以會倚靠這樣的跪坐姿勢來維持平衡，這樣的姿勢並非完全都是不好的，但是如果這樣的坐姿成為了習慣，會導致孩子髖外展肌、股後肌群、內轉肌和跟腱承受極大壓力，容易使大腿骨過度內轉，導致髖關節脫位，膝關

W型腿坐姿

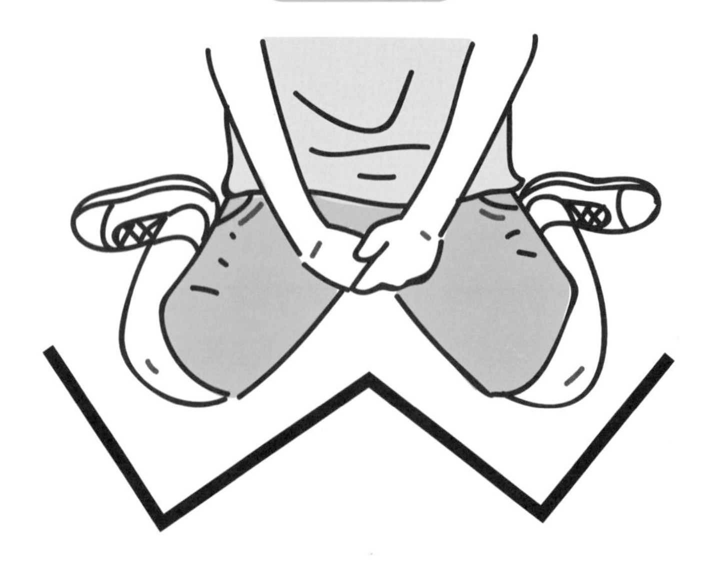

節也隨之內轉，很容易造成關節發生脫位、脫臼，長久下來因為習慣了肌肉不出力，可能會使得肌肉無法正常發育。只要能適時調整，不要養成習慣，便能改善這樣的影響。

但是如果孩子長期無法改變 W 型跪坐姿勢，或是只要變換姿勢便容易跌倒，就有可能是孩子的平衡力或是肌肉張力不足，建議尋求相關醫師進行檢查。或是透過肌力訓練、遊戲，加強肌力，使得 W 型腿坐姿改善。

6 脊椎側彎

脊椎是人體骨骼中最重要的中軸，連動著全身上下的神經與肌肉，而脊椎側彎是青少年成長中常遇到的問題。許多人的脊椎多多少少會有些彎曲，在10度以內不算脊椎側彎、在20度以內是可以接受的範圍、20～40度需要定期回診追蹤，嚴重的話建議穿背架、40度以上則建議開刀。我們前面時常提到的脊椎側彎指的是人的脊椎有側向的彎曲，其形狀可能是S形或是C形。根據統計，每一百人中，就有三人有脊椎側彎的問題，尤其女性又因為先天肌肉張力較男性小，擁有脊椎側彎問題的人遠高於男性，男女脊椎側彎比例約為1：9。此外，脊椎側彎好發於青春期，若年少時沒有脊椎側彎的現象，成人後通常是不會發生的，中、老年的脊椎側彎屬於關節退化，與青少年時的症狀原理不同。

脊椎側彎怎麼辦？

10度以內 是健康寶寶，屬正常範圍，不算脊椎側彎。

20度以內 輕微脊椎側彎，在可接受的範圍。

20～40度 要定期回診追蹤，嚴重的話需要請醫師評估是否穿背架。

40度以上 屬於嚴重的脊椎側彎，要請醫師評估是否開刀。

脊椎側彎又分為先天與後天，先天的多與基因有關，而後天形成的脊椎側彎則多與姿勢不良或疾病有關。

上述提及的諸多不良姿勢，都可能間接地造成人體脊椎側彎。

脊椎如果側彎，會蠻成腰椎、胸椎、腰椎等牽連的肌肉轉向，可能會有頭暈、胸悶、手腳麻等症狀，嚴重者會可能會有頸部傾斜、高低肩、骨盆傾斜、肋骨突出、痠痛……等現象，也可能造成胸廓變形，影響心肺功能，甚至壓迫神經，出現下肢痠麻、無力等症狀。

脊椎側彎除了身理上的影響外，也可能會因為外貌的不同，造成孩子與同儕的相處上產生摩擦，影響自信心。

脊椎側彎除了透過簡單的彎下腰的觸摸檢查脊椎的平整度，看看背部是否高低不平外，還可透過X光更仔細的檢查。進而安排治療方式。

7 龜頸綜合症／椎間盤突出

現代人手機、3C 產品不離手，盯著螢幕時，很容易忽略了自身的姿勢，所以走在路上，我們很常能看見有人微駝著背脊，脖子向前伸長，就像伸長脖子的烏龜，目不轉睛地盯著螢幕看，這種姿勢導致頸部無法有效地承托頭部的重量。長時間下來造成脊椎構造變形，從而引起各種相關疾病。由此產生的代表性的頸椎構造變形就是龜頸。

長期的龜頸姿勢，會使頸部和肩部肌肉過度拉伸施力，不僅會引起肌肉疼痛，還可能會導致緊張性頭痛和偏頭痛。而肌肉長期處於緊繃狀態的話，肩頸的疼痛會擴展至筋膜疼痛症候群。同時，龜頸的症狀會使得頸椎失去支撐，頸椎關節容易反覆發炎，也會導致椎間盤突出。

在成長期的孩子們，因為龜頸症狀影響體態與脊椎，從而導致身體不適，影響身體平衡發展，對成長與健康造成危害。由於龜頸綜合症初期除了外貌上並沒有什麼明顯的症狀，很容易讓人忽略，當真正疼痛難忍時，往往已經是很嚴重的情況了。當長期的龜頸綜合症導致頭痛、肩膀和胳膊、手部發麻，感知功能下降，感知異常，體力下降等症狀時，便一定要至醫院接受檢查與治療。

正確的頸部姿勢，是在放鬆站立，從側面看時以耳朵正好在肩膀的正中央，若有向前突出，便要開始注意，若已經有非常明顯的差異與龜頸外貌產生，則建議至醫院進行檢查。

龜頸症狀圖

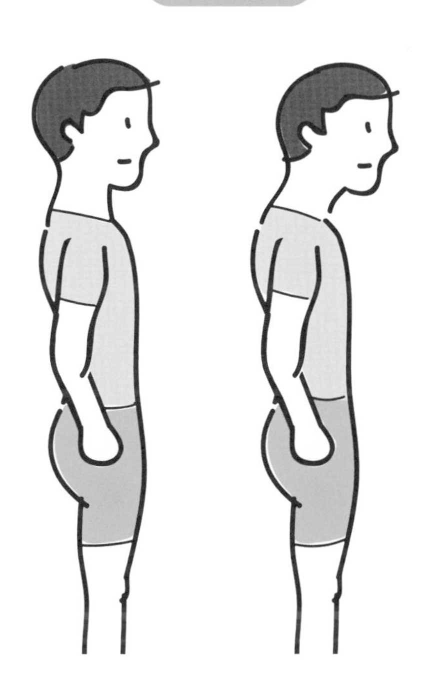

8 骨盆前傾

正確站姿

外耳道

肩峰

髖關節最凸處

膝關節前側

踝關節前側

上述許多不良姿勢中，都有提及可能會造成骨盆前傾，那麼骨盆前傾又是什麼？會造成什麼影響呢？

骨盆前傾經常發生在長時間久坐、長期姿勢不良的人身上。骨盆是支撐脊椎與身體的重要部位，長期的姿勢不良，會導致骨盆的受力失衡，進而傾斜。

當人的站立、走路姿勢受力不正確，倚靠骨盆與韌帶，而非自身的肌肉時，因為重量與壓力的長期壓迫，就有可能導致骨盆前傾或是後傾的症狀

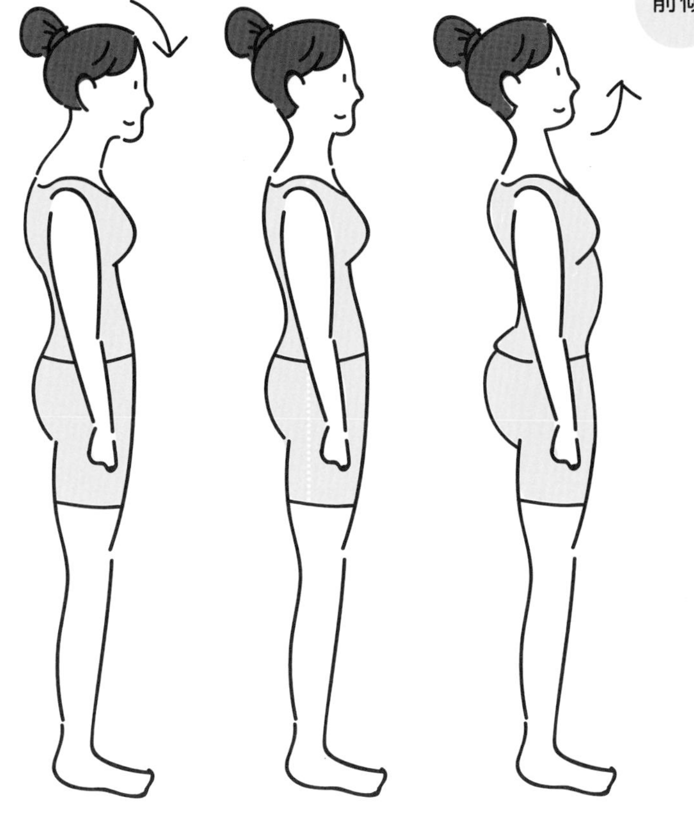

（後傾多發生於駝背的人身上）。隨著現代人久坐問題越來越嚴重，骨盆前傾也成為了一種常見的狀況。

骨盆前傾可能會導致因為肌肉長時間沒有用力而產生的肌力衰退，因為骨骼移動而造成的臟器跑位、小腹凸出，容易腰痠疼痛，甚至影響下半身的血液循環與新陳代謝，會引發便秘，女性則可能多了經痛、子宮疾病等。

正常的人體在放鬆靠牆時，腰部是能貼平牆面的，而子宮後傾者，腰部則會懸空，出現漏洞，屁股看起來挺翹而出，時則是骨盆位移造成的。

9 扁平足

不知道大家是否有觀察過他人或是自己的腳印長什麼模樣。足底正常的人，腳印在足弓中間會有明顯的凹陷，而有扁平足的人，足弓處則無凹陷，可以看到完整的腳印輪廓。扁平足又可以分成功能性扁平足與結構性扁平足兩種類型。

功能性扁平足（隱性扁平足） 當足部不受力時，足弓可以呈現弓形狀態，但當足部受力時，足弓就會消失。

結構性扁平足 不論足部是否受力，足部皆無足弓。先天性扁平足即是結構性扁平足的一種，成因多半與骨骼排列有關。

扁平足患者由於足部沒有足弓支撐，站立與走路時，腳後跟容易疼痛，也很容易為了避免疼痛而使用不正確的走路姿勢，造成姿勢不良，脊椎壓力增加，影響骨骼與肌肉，足關節也容易磨損受傷。

家長們可以透過直接觀察孩子腳部，或是孩子在行走時是否容易反應腳痠、腳痛，不耐走等症狀，用以判斷是否有扁平足。擁有扁平足的人，要特別注意鞋墊與鞋子的選購。

足弓&腳印圖

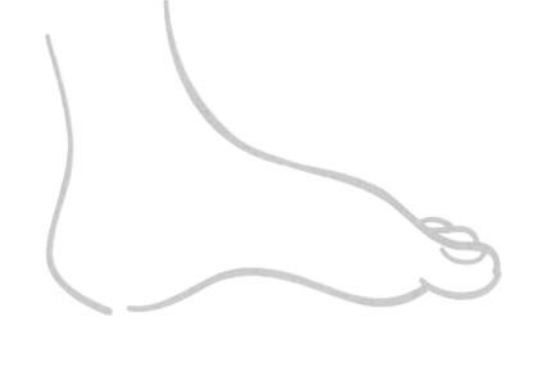
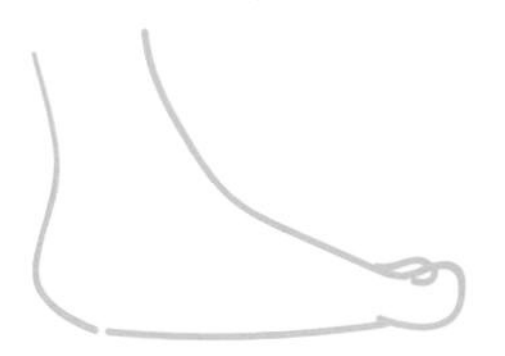
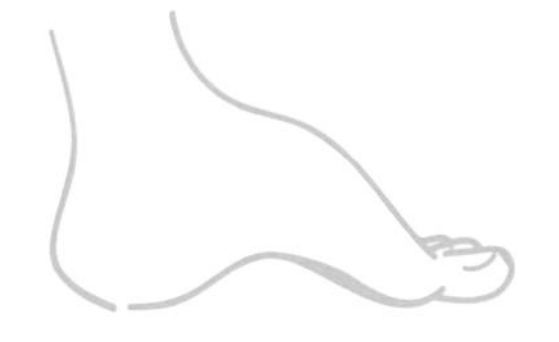

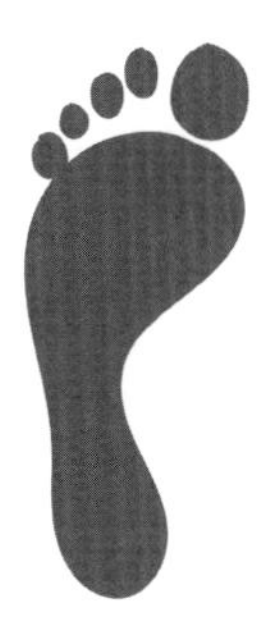
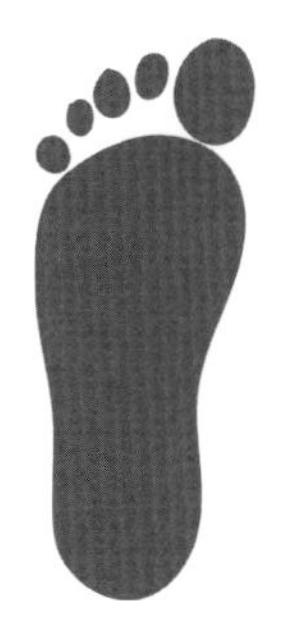
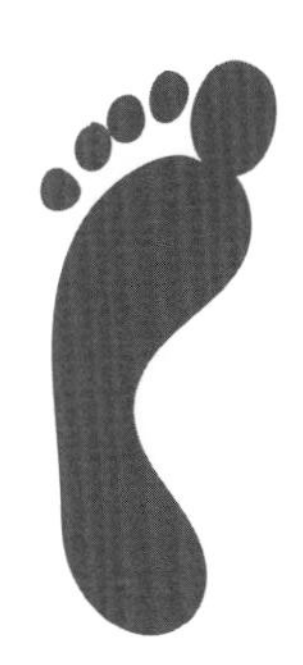

正常足弓　　扁平足弓　　高足弓

醫師小叮嚀

Q：扁平足的孩子跳繩不容易，有什麼方法可以長高呢？

A：6 歲前扁平足都能恢復，若真的是扁平足，則用物理治療輔助，讓跳繩、跑步等運動不那麼累，並著重在營養、睡眠等其他面向幫助長高。

扁平足在 6 歲以前隨著年紀的增長可以慢慢恢復正常，若復原了代表不是真正的扁平足。若 6 歲以後還有扁平足，代表真的是扁平足，通常用鞋墊讓患者有腳弓，這樣跑步、跳繩、不會那麼累。此外，6 歲以後感覺統合才會出來，跳繩也是要大於 6 歲才會進行。

10 姿勢要正確，先訓練肌肉

透過上述講解了那麼多不良姿勢的形成與影響，我們可以看出很多時候不良姿勢的形成原因之一，與肌肉張力息息相關。所以我們可以透過運動與核心肌群的訓練，促使肌肉生長，用以保護骨骼以及維持正確的姿態。

例如幼童的W型腿坐姿、挺肚站姿，都是在於腹部、腿部的核心肌群尚未發展完全，這時家長們可以透過相關的遊戲與親子互動，來加強訓練孩子的核心肌群。而長期駝背會使得背部肌肉越來越沒有使用，讓背脊更無法輕易挺直。我們可以透過相關的肌力訓練，來讓肩背肌肉生長，使得挺直背脊的姿勢更輕鬆無負擔，從而慢慢矯正駝背的習慣。

寶貝也可以重訓

兒童核心訓練是什麼？我們常聽到「小孩不能重訓，會長不高」。那麼首先必須了解什麼叫重訓？其實真正的重量訓練是泛指肌力的訓練，讓肌肉有主動收縮及對抗阻力的訓練，包括啞鈴，彈力帶等等。因此所謂的兒童重訓便是我們的肌肉核心訓練了。專家認為兒童從 7 ～ 8 歲便可以開始經過專業評估，個人化調整的重量核心訓練。

我們常常誤解舉重這個動作，舉重其實指的是啞鈴或壺鈴的適度使用喔。這樣的核心訓練不但不會影響兒童的發育，反而會增加血液中的類胰島素生長因子（IGF-1）及其他的生長因子的濃度，讓我們的肌肉骨骼快速成長。之所以有所謂「重訓會影響生長板的成長」一說，其實是因為擔心未成熟的骨骼生長板受到損份而阻礙生長。但是這可能是由於訓練的重量過重及缺乏正確的專業指導訓練所導致，而不是核心訓練這件事所導致的。任何的運動都有其受傷的風險，因此兒童的重量核心訓練講求的是安全、專業，正確地符合每個兒童的個人化標準的訓練。

挑對項目，適時進行，為成長加分

那麼兒童及青少年適合那些重量核心訓練呢？例如核心的穩定，背靠瑜伽球，雙手拿啞鈴交替舉高，穩定身體，靠腰背核心肌群用力……這些溫和緩慢的重訓都適合寶貝們。要留意，這些訓練的項目得仰賴專業訓練教練因人而製定才會有好的效果。不建議自行使用健身器材及訓練，一般訓練時間一週二次，每次 10 分鐘即可。

11 如何養成正確姿勢

瞭解到何謂不良姿勢以及這些不良姿勢形成的原因，接下來我們要更注重如何去養成正確的姿勢。除了透過家長們的從旁觀察與提醒，還有家長們的以身作則外，陪伴著孩子成長的器具能否正確使用也是非常重要的一環。例如孩子每天上課、寫作業會使用到的課桌椅，揹的書包，甚至到鞋子都有講究。

正確選擇桌椅

隨著孩子進入中小學就讀後，坐在桌子前的時間明顯增加了，運動量大幅減少，這時候，如果又使用了不適合的桌椅，會使得孩子的姿勢問題加重，很可能在家長們不知不覺間，就養成了姿勢不良的習慣。

學校內的課桌椅雖然無法完全量身訂做，但是可以進行微幅的高度調整，讓小朋友們先知道怎麼樣的桌椅高度是真正適合自己的就變得非常重要。

孩子坐在椅子上時，腳底要能完全平踏在地面上，坐墊高度要是膝蓋能屈起呈九十度直角，後背能靠到椅背，並且臀部與背脊呈九十度直角，坐時身體貼著椅背，耳後、肩線和背部呈一直線。而桌面的高度大約在手肘的位置是最適合的。

合適的坐椅更能方便孩子維持正確的坐姿，而孩子在寫作業時，也要注意身體要距離桌子約一個拳頭的距離，不得太遠或是太過貼近，有些課後補習班為了能讓教室容納更多學生，縮減桌子與桌子間的距離，造成使用者在座位上時，距離桌子太過貼近，這很容易影響小朋友的脖頸，可能會造成龜頸。

除了注意桌椅外，也要注意閱讀時的光線是否足夠明亮，或是太過明亮造成反光。

根據研究，不良的坐姿更容易使得孩子因為姿勢不舒服，甚至因為壓迫到肺部使得呼吸不順暢，得不到足夠的氧氣，進而影響學習時的專注度。

醫師小叮嚀

跟我這樣「坐」

到底該怎麼正確「坐」呢？相信許多人都聽過一句話：「坐如鐘、站如松、行如風」。想要坐得好、坐得確實，要從頭部開始。先抬頭，雙眼直視前方；將身體挺直，肩膀維持水平狀態；上半身與大腿垂直，大腿與小腿呈現九十度向下延伸；最後，將兩腳平放在地面。讓位於膝關節後方的肌肉、血管、神經不壓迫，就能「坐」得舒適又正確。

此外，看書要準備書架，以免太長時間低頭看書導致肌肉發出呼救；坐的時候要保持在中心點上，盡量不要讓身體前傾或後仰；注意不要駝背，讓肩膀自然地下垂；胸部不要貼著桌子，大約距離一個拳頭的寬度即可；椅子要調整到讓手肘和桌面一樣高，或者稍微比桌子低 5 公分；雙腳不要與地板懸空，要能平放在地面，使膝蓋自然彎成直角；椅子如果太高，加上腳踏板是很好的輔助。

（參考資料：健談 havemary.com，兒童的正確坐姿）

書包背帶很重要

孩子每天上下學都需要揹著書包，裝著課本、作業、文具等所需物品。

現代的小朋友課業壓力巨大，除了上課之外，下課後可能還要面臨數量眾多的作業或是補習評量，家長們要特別注意孩子的書包是否有過重的問題，以及書包是否合適，能否正確幫助孩子平衡肩揹的重量，在揹著書包時也要能維持姿勢的正確。

書包的重量應盡量低於孩子體重的 15%，要注意書包的內容物，盡量攜帶必要的物品即可。

書包肩帶應盡量使用寬型肩帶，現在市面上也有許多強調可以保護脊椎、減輕肩頸壓力的書包可以供家長參考，但最重要的還是揹起後的舒適度以及重量平衡。

鞋子與鞋墊的挑選

除了上學時最重要的書桌與書包外，鞋子也是大家每天必不可少，並且十分重要的東西。

在幫孩子挑選鞋子時，由於孩子仍處於發育階段，維持平穩與正確的行走姿勢是很重要的，對於成長期的孩子而言，鞋底硬面且堅固，能幫助孩子行走時更加平穩，防止跌倒、扭到等傷害。

在選購鞋子時，應注意鞋子大小，應是中指頂到最頂端後，腳後跟與鞋後跟空出大約一根手指能容納得下的距離，小於一根則代表鞋子太過緊貼，大於則代表鞋子尺寸太大。太大或太小的鞋子都容易造成行走上的不適以及危險，也可能讓孩子形成不正確的走路姿勢。

選鞋子時也有一些小技巧可以注意，例如試穿鞋子時，配合襪子一起試穿，這樣選出的尺寸才會是最準確的；在試穿時一定要實際走動過，確認鞋子走動時是否舒適，以及是否會有磨腳的狀況；傍晚時選鞋子，由於血液循環的因素，一天之中到了傍晚腳會是膨脹到最大的狀態，在傍晚時能穿得下的鞋子，代表任何時候都能穿得下這雙鞋。

而鞋子的材質軟硬是否適中以及是否透氣，也是需要親身去嘗試體驗過，方能判斷的。

對於有扁平足問題的人，現在有許多針對扁平足者而製作的鞋子、鞋墊可以使用，能減輕扁平足者在行走時的負擔。

12 矯正姿勢不良

面對已經形成的不良姿勢與影響，我們可以透過一些矯正方式來進行改善，以下介紹骨盆前傾、內八足以及脊椎側彎時的一些矯正方式，但是如果問題太過嚴重，仍舊是建議至醫院進行相關的檢查與治療。

骨盆前傾的姿勢矯正

青少年尤其是肥胖者，容易因脊椎與肌肉較軟，正在發育、支撐不住，形成肚子前傾、屁股後翹的樣子，這就是骨盆前傾。等慢慢長大，肌肉強壯到能夠支撐，自然就改善了。像成人的骨骼肌肉都已發育完善，就不太會有這種問題。這通常不是什麼大疾病、不需就醫也不用穿鐵衣，除非骨骼有問題，嚴重到影響日常生活才要。

骨盆長時間前傾會使人姿勢怪異，走路、跑步容易跌倒，或者父母發現孩子肚子特別大，到那時才需要就醫。否則每個人的站姿本來就不一樣，有人站的時候肚子喜歡凸出來，不容易被發現。

治療重點在於姿勢調整。6 ～ 18 歲以上透過跳繩跳 500 下抬頭挺胸，每天約 10 ～ 15 分鐘，6 歲以前感覺統合尚未完全，無協調性也不太會跳，不宜跳繩。全齡層的孩子則立正站好，縮小腹貼牆壁，做任何有助於伸展的運動，一天一次，站立或伸展 3 ～ 5 分鐘，訓練核心肌肉撐住脊椎，不讓肚子凸出來。

內八足姿勢矯正

內八足的起因大多為扁平足，因為腳的沒有足弓、無法維持平衡、很容易摔倒，需要靠大拇指去著力，各項運動受到限制，也無法當兵。天生的扁平足並不多，這個情況越長大會越改善，只要找一個有足弓的鞋墊就會好很多。而非扁平足的人多多少少會有輕微的內、外八，只要不影響生活則不用就醫。

若足弓沒有貼齊地，只要買扁平足專用鞋墊，讓足弓出來即可，還不需要看醫生矯正；若走路常跌倒，建議去復健科評估是不是真正的內八，是否要穿到矯正鞋，甚至嚴重到做其他物理性治療，其實大部分都不需要，只要一個鞋墊就可以了。

脊椎側彎姿勢矯正

青春期時骨骼快速發育，但肌肉的生長速度卻跟不上，不足以結實到支撐脊椎，形成 S 型，大部分脊椎側彎都是這樣造成的。正因如此，青少年才要補充足夠的蛋白質和鈣質，讓骨骼長多少、肌肉就長多少，勤做伸展、拉筋，兩者強壯了才會把身體拉直。此外，脊椎側彎在 15 ～ 20 度以內還不需要到矯正、穿背架（鐵衣）固定，只要執行上述方法就好，除非真的很嚴重的話才要開刀。

而站直看背部可以判斷脊椎是否側彎，但彎腰看比較明顯。可以將兩手張開與肩同寬，整個人往前彎到極限，請親友看背部來判斷。學校的健檢也會做這個項目，再來就是透過照 X 光來評估。

駝背的姿勢矯正

駝背和脊椎側彎不太相同，「駝背不一定會側彎，側彎也不一定會駝背」。其主要原因為：肌少症與骨質疏鬆。缺乏肌肉、無力，加上骨質疏鬆，骨骼一節一節被往下壓，兩者支撐不住，被壓扁、倒塌導致體態彎下去。

青少年或幼兒姿勢不良時也會駝背。習慣不好，寫功課縮著、彎著，保持舒服的姿勢容易疲倦，越疲倦就越固定一個姿勢，整個人歪七扭八的，也就是站沒站姿，坐沒坐像。但他們因為脊椎健康，不像老人家骨質疏鬆，檢查不出太大的問題，要其挺直仍能挺得很好。

此外，駝背和脊椎側彎、內八、骨盆前傾不太一樣，對青少年來說是習慣而不是疾病，只是單純姿勢不良，沒有什麼治療方針，單純靠家長提醒即可。

後記

培養孩子的自信最重要，不管高矮胖瘦都是最棒的孩子

擔任小兒成長科醫師多年，我見過無數家長與孩童在成長的路途上苦惱奮鬥，很多人因為錯誤的認知或是觀念，從而錯失了孩子寶貴的，只有一次的成長。

我願意著書立說的目的，就是希望正確的觀念能夠更加廣為人知，讓更多人能趁從源頭便掌握孩子的成長的關鍵，讓身高成長不落人後外，也希望孩子能獲得足夠的成長營養，讓成長不是只有在外貌的身高上，而是由內而外，全方面的好好長大。

歐美國家與亞洲國家的飲食、生活習慣截然不同，在市面上大多數的營養與成長觀念都來自國外的時候，我更專注於結合臺灣與亞洲的真實現況，讓亞洲的爸爸、媽媽、家長們能更親切的、更接地氣的，去瞭解到成長這門必修課。

而在面對少子化、高齡化已成為不可避免的事實的現代，大家在呼籲完善高齡照護的時候，我同時更希望，大家能注重「優生世代」以及正確的健康觀念。

當少子化現象已成為必然的時候，孩子的教育與成長健康就更應該被看重，因為只有擁有正確的觀念與健全的身體，才能面對未來成長後的一切瞬息萬變，減少中老年後會面臨的病痛雜症，並且讓我們的孩子，以及更未來的孩子們，一代代傳承下去。

從新生命的誕生前就開始掌握，包含孕期前、中、後，母親所需要攝取的營養，孩子出生之後，該注意的照護以及營養攝取，一路到青春期的發育黃金時期，還有其他詳細的衍伸內容，我希望這是一本完整的，並且淺顯易懂，不只讓家長，也能讓孩子自己閱讀的成長健教作品。

在我坐診時，時常會聽到父母緊張的說：「孩子太矮了，以後求職會受到阻礙」、「孩子太矮了，日後人際交往上會有所限制」，也有孩子難過地說：「身高讓我面對同學時沒有自信」。這些聲音與擔憂，我都聽到了，在與家長、孩子們一同成長的路上，我也希望每個孩子，最終不要因為身高與外貌的限制而失去了自信微笑的能力，許多家長的心急苛責，同樣也會讓孩子變得難過與沒自信。

每個人都是不一樣的個體，外貌都全然不同，各有特色，卻一樣珍貴，我希望最終能留給家長與孩子們的是正確、健康的成長觀念，以及讓孩子面對自己，重新找到自信的笑容。

「每一個生命的珍貴價值，永遠不在於外貌，而是自信的認知與付出。」

我是楊晨醫師，希望能與你們的成長同在。

楊晨

附件一

寶貝的成長紀錄

寶貝的身高體重要定期持續地追蹤。病理性的判斷標準為，1年長不到4公分需要留意，但這時代表已經有問題了。為了保險起見，我通常都將標準設為5～6公分。「1年長不到5～6公分」就需要留意囉！同時，體重變化也要一起追蹤，以便判斷與身高的比例是否相符。最後，數值可以邊紀錄，邊到P.30～P.33實際畫曲線，看是否偏離軌道或有異常。

畫上我家寶貝

姓名：

性別：

出生日期：________**年**____**月**____**日**

身高 & 體重紀錄表

測量日期	身高		體重	
年　月　日		公分		公斤
	與上次成長	公分	與上次相差	公斤
年　月　日		公分		公斤
	與上次成長	公分	與上次相差	公斤
年　月　日		公分		公斤
	與上次成長	公分	與上次相差	公斤
年　月　日		公分		公斤
	與上次成長	公分	與上次相差	公斤
年　月　日		公分		公斤
	與上次成長	公分	與上次相差	公斤
年　月　日		公分		公斤
	與上次成長	公分	與上次相差	公斤
年　月　日		公分		公斤
	與上次成長	公分	與上次相差	公斤
年　月　日		公分		公斤
	與上次成長	公分	與上次相差	公斤
年　月　日		公分		公斤
	與上次成長	公分	與上次相差	公斤
年　月　日		公分		公斤
	與上次成長	公分	與上次相差	公斤
年　月　日		公分		公斤
	與上次成長	公分	與上次相差	公斤
年　月　日		公分		公斤
	與上次成長	公分	與上次相差	公斤

附件二

寶貝的運動紀錄

要養成運動的好習慣，除了動之外，還要從記錄開始。查看 P.182 的「兒童運動量參考」，一點一滴記下來，加油！確實執行，過一段時間後再看紀錄表，會發現原來不知不覺中，竟然完成了這麼多。規律運動，相信身體一定會有所改變的！

日期	運動項目	運動時長／下
年　月　日		
年　月　日		
年　月　日		
年　月　日		
年　月　日		
年　月　日		
年　月　日		
年　月　日		
年　月　日		
年　月　日		
年　月　日		
年　月　日		
年　月　日		
年　月　日		
年　月　日		
年　月　日		
年　月　日		
年　月　日		
年　月　日		
年　月　日		
年　月　日		
年　月　日		
年　月　日		
年　月　日		
年　月　日		
年　月　日		

參考資料

1. 「全民健康保險藥品給付規定」修正規定，第 5 章激素及影響內分泌機轉藥物，自 100/12/1 日生效。
2. 衛生福利部中央健康保險署，藥品給付規定通則，102 年版。
3. 《The Lancet Child & Adolescent Health》-「Global trends in insufficient physical activity among adolescents: a pooled analysis of 298 population-based surveys with 1·6 million participants」
4. 衛生福利部國民健康署，食物代換表，2019.05。
5. 衛生福利部國民健康署，高鈣食物建議表。
6. 愛群兒童成長診所《兒童性早手衛教手冊》。
7. 衛生福利部國民健康署，兒童及青少年生長身體質量指數（BMI）建議值，102 年 6 月 11 日公布。
8. 衛生福利部國民健康署《幼兒期營養手冊》。
9. 愛群醫療網【中醫】中醫轉骨，轉什麼？
10. HEHO 健康：青少年成長期最容易出現「脊椎側彎」！在黃金矯正期有機會痊癒嗎？
11. 台灣家庭醫學醫學會：「脊椎側彎之診斷與治療」。

12.《Radiographic Atlas of Skeletal Development of the Hand and Wrist》by William Greulich & S. Pyle, Stanford University Press, June 1, 1999
13. 健談 havemary.com，兒童的正確坐姿。

贏在發育期 數值＋時程＋飲食＋運動

讓你的寶貝體態適中，長到遺傳的最高值，
讓楊晨醫師為孩子的成長加把勁

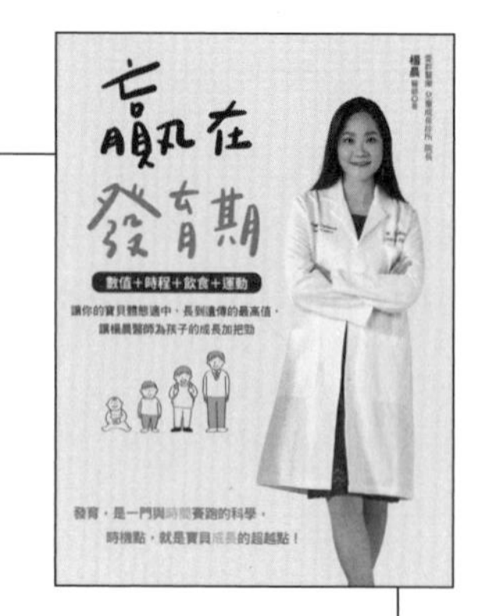

作　　者	楊　晨
發 行 人	林敬彬
主　　編	楊安瑜
編　　輯	李睿薇
採訪編輯	吳培禎
內頁編排	李偉涵
內頁繪圖	蔡致傑
封面設計	陳語萱
編輯協力	陳于雯、高家宏
出　　版	大都會文化事業有限公司
發　　行	大都會文化事業有限公司

11051 台北市信義區基隆路一段 432 號 4 樓之 9
讀者服務專線：（02）27235216
讀者服務傳真：（02）27235220
電子郵件信箱：metro@ms21.hinet.net
網　　　址：www.metrobook.com.tw

郵政劃撥	14050529　大都會文化事業有限公司
出版日期	2022 年 09 月初版一刷
定　　價	400 元
I S B N	978-986-06497-8-9
書　　號	Health⁺170

First published in Taiwan in 2022 by Metropolitan Culture Enterprise Co., Ltd.

4F-9, Double Hero Bldg., 432, Keelung Rd., Sec. 1, Taipei 11051, Taiwan
Tel:+886-2-2723-5216　Fax:+886-2-2723-5220
Web-site:www.metrobook.com.tw　E-mail:metro@ms21.hinet.net

國家圖書館出版品預行編目（CIP）資料

贏在發育期：數值＋時程＋飲食＋運動，讓你的寶貝體態適中，長到遺傳的最高值，讓楊晨醫師為孩子的成長加把勁
楊晨著. -- 初版. -- 臺北市：大都會文化事業有限公司：大都會文化發行
2022.09；240 面；17x23 公分
ISBN 978-986-06497-8-9（平裝）
1. 小兒科 2. 兒童發育生理

417.5　　110011277

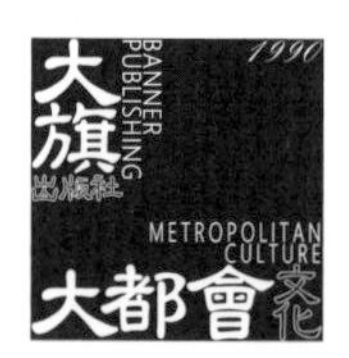